U0253944

# 中国康养产业服务模式体系的探索与实践

杨 静 杨 熙 方 乐◎著

武汉理工大学出版社
·武 汉·

## 内容提要

本书旨在深入探讨中国康养产业服务模式体系的建设、探索和实践，以期在康养产业领域引发积极的变革效应。本书研究内容全面覆盖康养产业，包括产业概述、发展现状与趋势，以及深入分析各种康养服务模式，如森林康养、气候康养、温泉康养、中医药康养、医疗康养体育康养、农业康养、文化康养、智慧康养等，同时还探讨了中国康养产业的战略发展方向。希望通过本书唤起社会对康养产业发展与建设的广泛兴趣，吸引更多产业从业者和专业领袖为中国康养产业的可持续发展贡献智慧与建议，推动康养产业朝着科学化和社会化方向迈进，从而实现共享改革红利，提升民生福祉。

**图书在版编目（CIP）数据**

中国康养产业服务模式体系的探索与实践 / 杨静，杨熙，方乐著 . — 武汉：武汉理工大学出版社，2023.12

ISBN 978-7-5629-6980-8

Ⅰ . ①中… Ⅱ . ①杨… ②杨… ③方… Ⅲ . ①医疗保健事业－服务模式－研究－中国 Ⅳ . ① R199.2

中国国家版本馆 CIP 数据核字（2023）第 251340 号

**责任编辑：** 胡璇小慧
**责任校对：** 刘　凯　　　　**排　　版：** 任盼盼
**出版发行：** 武汉理工大学出版社
**社　　址：** 武汉市洪山区珞狮路 122 号
**邮　　编：** 430070
**网　　址：** http：//www.wutp.com.cn
**经　　销：** 各地新华书店
**印　　刷：** 北京亚吉飞数码科技有限公司
**开　　本：** 170 × 240　1/16
**印　　张：** 16.25
**字　　数：** 257 千字
**版　　次：** 2025 年 1 月第 1 版
**印　　次：** 2025 年 1 月第 1 次印刷
**定　　价：** 88.00 元

# 前　言

康养产业,作为中国未来发展的战略性新兴产业,涵盖了健康、休闲、养生等多重元素,具有广阔的市场前景和社会意义。本书旨在深入研究探讨中国康养产业的服务模式体系,系统性地探讨其理论基础、发展现状、发展趋势以及关键挑战。通过深刻的学术分析和实践案例研究,本书力求为康养产业的可持续发展提供有益的参考和启示。

本书囊括了康养产业的多方面内容,涵盖了康养产业的内涵、不同康养模式的详细分析,以及具体案例的深入研究。特别关注了自然康养、医养融合、旅居康养、多元康养以及智慧康养等多个方面,以呈现康养产业的多层次、多元化特点。通过对这些内容的深入探讨,我们期望为康养产业的发展提供更为全面的视角,为相关研究和实践提供参考。

本书的研究特色体现在多个方面。首先,我们注重关注康养产业的理论基础,深入剖析了其内涵和发展动力,以确立研究的理论框架。其次,通过对多元化康养模式的探讨,展示了康养产业的复杂性和多样性,为研究者提供了广泛的研究空间。最后,我们以具体案例为基础,展现了康养产业的具体发展情况,使研究更具实际应用价值。

在本书的研究过程中,我们深感自身知识有限,研究仍有不足之处。本书的研究成果离不开前人学者的积累和众多专家学者的支持。在此,我们对所有为本书研究提供帮助和支持的个人和机构表示衷心的感谢。我们希望在学术界同仁和广大读者的指正和建议下,进一步完善康养产业研究,为中国康养事业的持续繁荣贡献力量。

作　者

2023 年 10 月

# 目　录

**第一章　中国康养产业的发展** ………………………………………… 1

第一节　康养产业的内涵 ………………………………………… 2

第二节　中国康养产业的发展现状及策略 ……………………… 11

第三节　中国康养产业服务模式体系构建的理论依据 ………… 17

第四节　中国康养产业的战略发展方向 ………………………… 27

**第二章　自然康养模式：资源分析与未来展望** ………………… 33

第一节　生态康养模式的内涵与内容分析 ……………………… 34

第二节　森林康养产业现状及其制度构建对策 ………………… 38

第三节　阳光康养模式的发展与未来展望 ……………………… 57

第四节　温泉康养模式的高质量发展 …………………………… 64

**第三章　医养融合模式：机构养老与中医药康养策略** ………… 77

第一节　医养康养相结合的机构养老服务模式 ………………… 78

第二节　中医药康养旅游产品开发策略 ………………………… 88

第三节　美容康养旅游的发展现状及其对策 …………………… 101

**第四章　旅居康养模式：发展现状、创新路径与产品开发** …… 108

第一节　康养旅居产业发展现状及其运营模式 ………………… 109

第二节　乡村振兴与农村旅居康养模式的创新路径 …………… 119

第三节　旅游养老的发展模式及其推进路径 …………………… 125

第四节　康养旅游产品开发的现状及策略 ……………………… 131

**第五章　多元康养模式：体育、农业与文旅的创新发展** ………… 139
第一节　体育运动康养产业发展与创新………………………… 140
第二节　农业康养产业开发与规划……………………………… 147
第三节　文化康养旅游产业链的创新发展……………………… 152
第四节　文旅康养小镇的设计与营销路径……………………… 159
**第六章　智慧康养模式："互联网 +"时代的创新服务与智能化养老**………………………… 173
第一节　"互联网 +"时代下康养产业的智慧化转型………… 174
第二节　智能化养老服务的发展现状及其应对策略………… 181
第三节　社区老龄智慧健身康养服务模式构建……………… 195
第四节　人工智能居家养老模式的理论基础与模式构建…… 203
**第七章　中国康养产业服务模式典型案例研究**……………… 208
第一节　中国代表性区域的康养产业服务模式分析………… 209
第二节　中国贵州康养产业服务模式分析…………………… 215
**参考文献**…………………………………………………………… 246

# 第一章

# 中国康养产业的发展

## 第一节　康养产业的内涵

### 一、康养的概念体系

#### （一）健康的概念

在形容人的状态时，健康一般指人的躯体、精神及社会关系三个方面都处于一种良好状态，因此它主要包含三个维度：（1）身体机能良好，发育正常，各个器官、生理系统的功能完善，无疾病或潜在威胁，劳动能力正常；（2）精神状态良好，也就是我们常说的心理健康，在心理健康时，个体的生命具有活力，意志健全，能够很好地适应社会环境的各种变化，内心积极向上并能有效发挥其潜能；（3）社会关系良好，即一个人的社会关系维持在一个和谐状态，并能够实现自身的社会角色设定。

所以，健康不仅仅指我们以往按照传统观念所理解的“无病即健康”这种医学上的基本定义，还包含心理学、社会学和人类学等领域提出的对身心和社会关系等诸多方面要求达到的正常状态。

#### （二）养老的概念

现代意义上的“养老”是一个十分宽泛的概念：在内容上，除了传统的物质供养，还包含精神上的赡养以及老有所为的系列服务；在公共管理上，养老不仅是一种社会公德，同时也被列入国家基本方针政策中，并形成了一套完整的养（涉）老政策法规。概括起来，现代意义上的养老指的是针对老年人群的设施保障和系列服务。老年人所需要的物质保障、精神慰藉、照料看护、价值实现等生活支持和系列服务都在其列，是老龄工作的主要任务。

### （三）养生的概念

养生就是养护身体和心理以提升生命质量，是根据人的生命发展和自然发展的规律，采取能够养护身体、降低发病率，以达到延年益寿目的的所有手段。因此，养生活动可以是养精神、调饮食、练形体、适寒温以及其他多种形式。而且，养生应该贯穿在孕、幼、少、壮、老整个生命阶段过程中。

### （四）康护的概念

“康护”一词结合了“健康”和“养护”的含义，是指综合性的健康管理理念。它强调通过促进健康、预防疾病、治疗疾病以及提供全面护理来实现整体健康。康护关注个体的全面健康，而不仅仅是在患病或生病时进行治疗。

康护不仅仅局限于医疗领域，还包括促进健康的各个方面，比如营养、运动、心理健康和社会支持。它强调的是预防胜于治疗，倡导人们通过健康的生活方式和定期的健康监测来预防疾病的发生。

这一理念还强调个性化的医疗，因为每个人的健康需求和情况都是不同的，因此康护提倡根据个体的情况来制订健康管理计划，以提高治疗效果和生活质量。

总体而言，“康护”是一个更加全面和综合的健康管理概念，强调预防、个性化护理和全面的健康关怀，旨在提高个体的整体健康水平。

### （五）康养的概念

“康养”这一概念目前在学术界还没有形成一个统一的界定，在日常生活中，也被简单地认为是“康复”和“养老”的结合。梳理了目前学术界的研究后，发现“康养”的核心即“健康”，在“健康”的基础上，不同的学者认为“康养”是“健康 + 养老”“健康 + 养生”或者“健康 + 养老 + 养生”“健康 + 养护”。

首先，从“健康”的内涵来看，世界卫生组织将其定义为健康不仅为疾病或羸弱之消除，而系体格精神与社会之完全健康”，根据我国《“健康中国2030”规划纲要》来看，“健康”是一种覆盖全生命周期的生活方式。其次，从“养生”的内涵来看，古代的“养生”是指一个人通过一些方法达到延长寿命的目的，现代的“养生”则是指对人的身体和心理进行主动养护的过程。再次，从“养老”内涵来看，是指对老年人进行生活上的看护、对心理和生理上的照料。最后，从“养护”的内涵来看，它强调通过促进健康、预防疾病、治疗疾病以及提供全面护理来实现整体健康。

从“健康”“养生”“养老”“养护”的内涵可以看出，“健康”和“养生”存在一种明显的包含关系，并且是“健康”包含“养生”。相比“养生”，“健康”增加了社会适应的层面，“养老”与另外两个概念的区别在于对象限制在了老年人这一群体。而“康护”是一个更加全面和综合的健康管理概念，强调预防、个性化护理和全面的健康关怀，旨在提高个体的整体健康水平。因此在“健康”内涵的基础上，本研究认为“康养”是人们借助一定的外部环境，对个人身体以及心理上的一种修护活动。

“康养产业”则是依托自然康养资源和人文康养资源，各类经济组织为了满足消费者养护身体和心理的需求，所提供的各类产品和服务的产业形态总和。

全国老龄工作委员会办公室从老年人视角提出：康养要做的就是健康、养生和养老。健康即生理、心理和社会适应都处于良好状态；养生是以提升生命质量为目标，对身体和心理进行养护；养老则是针对老年人群的设施保障和系列服务。因此，这个观点认为康养产业的对象应以老年人为主，而主要内容是对生命的养护。但目前比较认可的定义是从行为学角度出发，将康养看作是一种行为活动，是维持身心健康状态的集合。[①]从更一般的角度来看，“康”是目的，“养”是手段。在此基础上，本书将康养定义为：结合外部环境以改善人的身体和心智，并使其不断趋于最佳状态的行为活动。

与一般意义的“健康”和“疗养”等概念相比，“康养”是一个更具包容性的概念，涵盖范围广阔，与之对应的康养行为也十分宽泛。康养既可以是一种持续性、系统性的行为活动，又可以是诸如休息、疗养、康复等具有短暂性、针对性、单一性的健康和医疗行为。延伸到更大范围，

① 万新颖．浅析我国康养产业发展的框架性问题[J]．中国市场，2019（16）：65-66.

从生命的角度出发，康养要兼顾生命的三个维度：(1)生命长度，即寿命；(2)生命丰度，即精神层面的丰富度；(3)生命自由度，即国际上用以描述生命质量高低的指标体系。

可见，康养的核心功能在于提高生命的长度、丰度和自由度。目前人们普遍认为康养服务的人群是老年人群体和亚健康群体，但是在生命长度、丰度和自由度这三个维度下，每个人都可以根据自己的状态在这个体系里找到特定的位置。也就是说，从孕幼到青少年再到中老年乃至各个年龄阶层的人群，都有不同程度、不同类型的康养需求，从健康到亚健康再到病患甚至是需要临终关怀的群体，社会各个群体都有必要纳入康养的范围。

## 二、康养产业的范畴

康养产业是指以一定资源禀赋为基础，围绕健康养老与健康养生两个方面形成的相关产业体系，主要涉及医疗、康复、旅游等多个方面，是大健康产业的重要组成部分。随着我国经济社会快速发展、人民生活水平不断提高以及健康意识不断增强，健康已成为人们生活的一种普遍追求。然而，目前越来越多的人受到亚健康的威胁以及人口老龄化问题较为严峻。因此，涵盖诸多业态的康养产业受到了国家的高度重视，并开始在我国蓬勃发展。

康养产业的兴起，顺应了新的发展趋势。近年来，国家先后出台了一系列指导性文件，逐步形成了康养产业的顶层设计，为康养产业发展带来了重大战略机遇。

2014年，在首届中国阳光康养产业发展论坛提出了“康养产业”这一名词，指健康与养老服务产业，包含健身养生业、旅游休闲业等相关产业，是现代服务业的重要组成部分。[①] 这也是我国首次提出“康养产业”这一概念。对于“康养产业”是什么，学术界对“康养”的概念首先进行了界定。李后强认为“康养”主要包含了“健康”“养生”两个方面，将“康养”定义为在特定的外部环境中，通过一系列行为活动和内在修养实现个人身体上和精神上的最佳状态(李后强等《生态康养论》)。何

① 房红，张旭辉．康养产业：概念界定与理论构建[J]．四川轻化工大学学报(社会科学版)，2020(4)：1-20.

莽将“康养”分为“健康”“养生”“养老”三个维度，将“康养”看成“以养为手段，以康为目的”的活动，是对生命的“长度”“丰度”和“自由度”三位一体的拓展过程，是结合外部环境改善人的“身”“心”“神”，并使其不断趋于最佳状态的行为（何莽《中国康养产业发展报告（2018）》）。在李后强和何莽对“康养”解读的基础上，杨红英、杨舒然总结认为，康养是指伴随人们持续上升的健康理念，人们通过养老、养生、医疗、休闲、文化、度假、农业、村落、运动、健身、膳食等多方面的供给，以实现全龄段人群在身体、心灵、精神、生活和社会适应度等方面养心、养身和养正需求的健康生活状态的总和。[①] 对于“康养”的概念，学术界并未有一个统一的界定，对“康养产业”概念的界定也是众说纷纭，但是大多数学者都认为康养产业是一个新兴的综合性产业。黄慧认为，康养产业是一种相对比较新的产业类型，其主要是指让人进行身心疗养的一种休闲产业模式。[②] 周永认为，康养产业就是为社会提供康养产品和服务的各相关产业部门组成的业态总和，包括养老、养生、医疗、健身、体育、文化等诸多业态。[③] 汪莉霞认为，康养产业是一种新兴发展的综合性特色产业，涉及领域广泛，包括：养生医疗健康康复、金融及旅游等服务性产业。[④] 直到今天，国内学术界仍未对“康养”以及“康养产业”形成统一、清晰的概念界定，通过查阅文献，可以发现与“康养产业”密切相关的概念，包括“大健康产业”“老龄产业”“养老产业”和“养生产业”。

## 三、康养产业的组织分类

### （一）基于养护对象生命长度的分类

基于生命周期阶段划分的康养服务领域涵盖了妇孕婴幼、青少年和中老年阶段。

---

① 杨红英，杨舒然．融合与跨界：康养旅游产业赋能模式研究 [J]. 思想战线，2020（6）：158-168.

② 黄慧．一带一路背景下沿海康养旅游产业研究 [J]. 中南林业科技大学学报（社会科学版），2016（6）：77-80.

③ 周永．康养产业融合的内在机理分析 [J]. 中国商论，2018（26）：160-161.

④ 汪莉霞．互联网时代下康养产业智慧化转型研究 [J]. 技术经济与管理研究，2021（10）：109-112.

1. 妇孕婴幼康养

妇孕婴幼康养作为新兴领域，受到社会和家庭对此群体重视的持续提升以及消费结构多元化的影响。此领域的健康需求已超越传统医疗保健，更多母婴健康产品不断涌现，包括产前检测、产后康复、胎儿早期教育、婴幼推拿、饮食营养和益智玩具等。

2. 青少年康养

青少年康养则着重满足该群体的特殊需求，围绕教育、体育、旅游、美容、心理健康等方面提供服务。这包括但不限于健身赛事、康复医疗、中医药疗养、亚健康防治、美容养生和心理咨询等相关产品与服务。

3. 中老年康养

在中老年阶段，康养服务不再局限于养老服务，也涵盖医疗旅游、慢性病管理、健康评估、饮食调理以及老年文化等相关产业及周边领域。鉴于中国社会老龄化趋势，中老年康养的实际需求逐渐呈现多样化特征，超越传统养老服务的范畴。

（二）基于养护对象生命丰度的分类

基于养护对象生态丰度的分类涵盖了身体康养、心理康养、精神康养三种主要类型。

1. 身体康养

此类康养侧重于维护和促进个体身体机能的最佳状态。其目的在于通过保健、运动、休闲、旅游等产品或服务，对个体身体进行养护或锻炼，以满足康养消费者对身体健康的需求。

2. 心理康养

此类康养专注于心理健康的关注与培养，旨在创造放松、愉悦、积极向上的心理体验。心理康养涉及心理咨询、文化影视、休闲度假等服务或产品，对人们的心理层面产生积极影响。

3. 精神康养

此类型的康养侧重于个体思想、信仰、价值观念等精神层面的养护。其目的在于保障个人精神世界的健康与安逸。精神康养产业包括安神养神产品、宗教旅游、艺术鉴赏与收藏服务，以及禅修服务等。

这些分类维度提供了对个体全面的康养支持，涵盖了身体、心理和精神层面的需求。各个维度均提供服务和产品，以满足不同方面的康养需求，促进个体生命丰度的全面提升。

### （三）基于养护对象生命自由度的分类

基于养护对象生命自由度的分类涵盖了健康状态的保养、亚健康状态的疗养、临床状态的医养三种主要类型。

1. 健康状态的保养

此类康养集中于健康人群，侧重于维持身心的良好状态。其主要目标是通过健康运动、体育锻炼以及心理、精神层面的康养行为来保持身心的健康状态。相关康养业主要集中在体育、健身、休闲、旅游，以及文化教育和影视行业。

2. 亚健康状态的疗养

针对亚健康人群，康养产业的焦点之一，侧重于卫生保健和康复理疗等领域。亚健康状态的疗养主要包括养生、中医药保健、康复运动、心理咨询以及休闲旅游等，构成了康养产业的重要组成部分。

3. 临床状态的医养

针对病患人群，医养产业是目前康养产业中最成熟的部分，主要涉及医疗服务、药物制造、医疗设备制造等领域。它涵盖了医疗、医护服务、生物化学制药以及医疗设备制造等多个层面。

### （四）基于关联产业属性的分类

基于关联产业属性的分类涵盖了康养农业、康养制造业和康养服务业这三种主要类型。

1. 康养农业

康养农业是以生产健康农产品和提供农业风光为主要特征，将林业、畜牧业、渔业等融入康养产业，致力于满足消费者对生态康养产品和体验的需求。这包括蔬菜种植、农业观光、乡村休闲等。

2. 康养制造业

康养制造业提供生产加工服务，根据产品属性的不同划分为康养药业与食品、康养装备制造业和康养智能制造业。这包括生产各类药物、保健品、医疗器械、辅助设备、智能医疗设备等。

3. 康养服务业

康养服务业包含健康服务业、养老服务业和养生服务业。健康服务业提供医疗卫生服务、康复医疗和护理服务；养老服务业包括养老院服务、社区养老服务、养老金融和看护服务；养生服务业涵盖美体美容、养生旅游和健康咨询等。

这些不同领域的产业属性提供了多样化的服务和产品，满足了消费者在健康、养老和养生领域多元化的需求。

（五）基于康养资源类型的分类

基于康养资源类型的分类涵盖了森林康养、气候康养、海洋康养、温泉康养、中医药康养五种主要类型。

1. 森林康养

森林康养侧重于森林环境所带来的益处，提供了接近自然的康养体验，通过森林的清新空气和美丽环境来帮助人们恢复活力和健康。

2. 气候康养

气候康养着眼于特定地区或季节性宜人的气候条件，致力于提供温暖舒适的环境，配合养老、养生和度假产品，满足人们对环境气候的需求，促进身心健康。

3. 海洋康养

海洋康养则以海洋资源为依托，结合海水、沙滩和海洋食物，提供丰富多彩的理疗、运动和度假选择，为人们提供与海洋相关的康养体验。

4. 温泉康养

温泉康养充分利用温泉的疗愈功效，提供传统和现代温泉养生方式，将温泉资源与养生理疗相结合，为人们带来身心放松和健康调理。

5. 中医药康养

中医药康养专注于传统中医药的养生理念，提供针灸推拿、中药调理、太极养生等服务，结合传统文化实践，以促进整体健康和平衡为目标。

这些康养资源类型的多样性为人们提供了更丰富的选择，让个体能够根据自身需求和偏好，在不同自然环境中寻找最适合自己的康养方式，从而增进身心健康和全面福祉。

（六）基于海拔空间的分类

基于海拔空间的分类涵盖了高原康养、山地康养、丘陵康养和平原康养四种主要类型，每一种都利用不同地理特征和自然环境为人们提供不同的康养体验和选择。

1. 高原康养

高原康养是通过充分享受高原气候特点，提供旅游休闲、高原食品、宗教文化和民族医药等服务，以吸引游客和康养者。高原地区常常具有独特的自然风光和文化，吸引人们前往寻求身心放松和文化体验。

2. 山地康养

山地康养专注于户外活动和内心宁静的平衡，提供登山、攀岩、徒步、户外生存技能、山地赛车等运动，以及户外瑜伽、山地度假和禅修等放松活动，满足不同人群对户外运动和心灵放松的需求。

3. 丘陵康养

丘陵康养通常侧重于较大规模且景观优美的地区，提供农业种植、生态体验等活动。这些地方因其特殊景观和生态环境而吸引人们参与康养活动，促进自然环境下的身心和谐。

4. 平原康养

平原康养主要集中在农业发达地区，其服务以绿色果蔬种植和保健食品加工为主。这里提供的康养产品注重绿色食品和健康食品的生产，为消费者提供健康饮食和身体保健。

这些不同类型的康养空间为人们提供了多样性的选择，让个体能够根据自身喜好和需求，在不同地理环境中找到最适合自己的康养方式，从而提升身心健康水平和增进全面福祉。

## 第二节　中国康养产业的发展现状及策略

### 一、中国康养产业的发展现状

康养产业在中国尚处于初级发展阶段，呈现出地域性差异。一些地区，如四川攀枝花、河北秦皇岛和海南三亚，已经较早开始发展康养产业，并取得了一定的成就，处于全国领先地位。其他地区，如广东惠州、广西北海、湖南常德、贵州铜仁等，也在积极探索康养产业的发展。

尽管各地区在积极推动康养产业发展，但整体而言，这个产业仍然处于起步阶段，许多地区在发展过程中遇到了诸多问题，导致发展效果不尽如人意。目前的研究多集中在探索地方实践和某些业态或类型的局部研究，缺乏对康养产业发展的系统性研究，尤其是在发展路径方面。

尽管康养产业发展还面临一系列挑战和问题，但其对积极应对亚健康与老龄化等社会问题、提升全民健康水平有着重要意义。大力发展康养产业不仅有助于提高民众的整体健康水平，也将加速推动健康中国的建设，并成为新经济常态下经济结构转型和优化的关键经济增长点。

### （一）政策法规相对滞后

中国康养产业的发展目前遭遇到政策法规方面的挑战。尽管国家和地方政府相继发布了促进康养产业发展的指导性文件和政策法规，顶层设计也逐步完善，但这并不意味着政策法规体系已经完全健全和具备强有力的指导性与适用性。各具体细分领域的管理规范和措施仍需进一步完善。

例如，在中医药健康产业中，缺乏统一的标准和规范，特别是中药和理疗等方面。这种缺失限制了中医药产业的发展。相关政策支持不足，导致中药二次开发缓慢，相关技术、标准以及临床应用的范围也难以优化。

同时，现有的康养产业政策法规的出台速度滞后于产业的发展速度，未能充分预见产业发展方向。这使得政策对康养产业的引导不足。

康养产业在中国仍处于探索和发展初期，资本投入的积极性受到法规和政策支持的影响。政府不仅需要直接投入资金，还需通过政策法规体系来规范市场并鼓励社会资本的参与。为了鼓励社会资本的投入，政府应在土地使用、税收等方面提供优惠政策，同时及时制定地方标准和制度以规范市场行为和竞争，并消除可能存在的体制机制障碍。只有这样，康养产业的积极发展才能得到推动。

### （二）基础设施供应不足

康养产业的发展受到基础设施供给不足的制约，对资源和设施要求高，同时建设周期较长。目前，中国康养产业的发展在医疗设施和养老服务方面尤为受限。

在医疗设施方面，康复医院数量仍然不足。当前，全国大部分城市缺少康复专科医院，这导致在分级诊疗的改革框架下，康复医院数量应达到7000至9000所。同时，二级以上综合医院要求设立康复科和标准化康复器械，这也对设施的完善提出了更高的要求。

在养老服务方面，中国的养老服务产业相对滞后。主要问题是养老机构设施简陋、服务内容单一、床位不足等，这导致多层次养老服务体系不够完善。公办养老机构床位紧张，而民办机构床位则有所闲置，显示了养老服务市场发展不平衡的状态。

这种基础设施供给不足对康养产业的发展造成了阻碍,限制了养老机构在行业中的整合作用。解决这个问题需要政府的大力投入,包括加大对康养产业公共性基础设施建设的投资、提高康复医疗和养老院等机构的服务质量,并通过相关政策鼓励和支持创新的健康和养老模式,以满足康养需求。此外,利用“互联网+”模式促进医养产业技术进步和效率提升也是重要的一环。

### (三)产业结构不够健全

产业结构在康养产业中的健全性是关乎资源配置、服务质量和行业持续发展的重要问题。从资源分配、产业整合和服务提供的角度看,康养产业目前面临着三个主要问题。

#### 1. 产业布局不均衡

康养产业资源的不均衡分布导致了服务的不平衡和优质资源的浪费。大型、优质的康养资源主要集中在公立机构和城市中心的大型医疗机构,而民营机构由于多种条件限制,规模较小、分散、专业化程度低、产品种类有限。不平衡的结构导致高质量资源供不应求,同时一般性资源闲置。

#### 2. 产业集中度不高

康养产业是高度关联的产业,资源整合和优化至关重要。目前,康养产业内部各项资源并未得到充分共享和利用,医疗、居家养老服务、残疾人社区康复等资源处于分散状态,缺乏有效的资源共享机制。同时,相关产业资源未能充分融入康养产业发展中,如科研机构、具有优势的企业等未充分整合其核心竞争力到相关业务中。

#### 3. 产业链整合不够

养老机构提供的服务大多集中在老年人的日常生活护理中,而高层次养老需求方面的服务相对匮乏,如老年疗养、理财、教育等。养老产业的各个环节并未有效衔接,产业链条相对松散,上下游产业间未形成有效的联动。更高级形态的康养产业需要多个产业领域的联合,如医疗、金融、地产、物流、体育、旅游、制造等,以形成一个更大的康养产业联盟。

解决这些问题需要整合各方资源，政府、企业和社会各界需要共同努力。政府可以通过政策引导和扶持措施，促进资源合理分配和整合。企业应该积极寻求合作和整合优势资源，拓展服务范围，提高服务质量，同时，培育专业人才、鼓励创新，促进康养产业的多方合作和整合，推动康养产业的健康发展。

### （四）康养专业人才匮乏

在当前康养产业中，专业人才的稀缺是其发展面临的关键挑战之一。康复医师、治疗师、社区综合康复人员等专业技术人员严重不足，与日益增长的康复医疗服务需求不相称，制约了该领域的进一步发展。

尽管健康养老政策中存在诸多对康养专业人才培养的指导意见，但这些指导尚未得到切实贯彻。为解决人才匮乏问题，有必要首先建立完备的人才培养管理制度和从业标准，以提升康养从业人员的素质和技能水平。随后，需针对相关领域实施高等教育和职业教育，并推行激励政策以吸引更多人才融入该领域。

具体可考虑为养老护理职业培训和职业技能鉴定中的合格从业人员提供一定补贴或更有吸引力的就业机会，以改善相关从业人员的工作条件和薪酬待遇。同时，可参考医疗机构和福利机构的经验，建立类似的执业资格和注册考核制度，进一步提升专业技术人员的技能水平。

对于专业技能要求较低的养老机构和社区，可以通过招纳和培训农村转移劳动力以及城镇就业困难人员等途径，以满足普通康养服务的需求。

这些措施旨在建立更为全面和有效的人才培养机制，促进康养产业人才队伍的壮大，从而更好地满足康复医疗服务的迫切需求，推动康养产业的健康发展。

## 二、中国康养产业的发展策略

### （一）政策体系逐步完善

在康养产业的历史进程中，政策一直以养老和医疗为重点。长期以来，国家将老年人和老龄事业作为国家政策的关键部分，并将其纳入国家的发展规划。自 1984 年医疗体制改革以来，医疗体系经历了多年的演进和完善，给医疗、保健、医药和卫生等整个产业链带来了深刻的变革，加速了康养产业的市场化进程。

至 2013 年，随着国家对康养市场规范的需求增加，涉及健康和养老的政策及指导文件逐渐增多。《养老机构管理办法》《养老机构设立许可办法》等政策的制定规范了市场秩序，为康养产业的进一步发展创造了优越的政策环境。2014 年和 2015 年，一系列政策集中覆盖了养老服务标准、养老信息化、医养结合、养老金融等领域，从而基本形成了康养产业的政策体系。

2015 年以后，国家对人民健康问题的重视持续上升，出台了多项支持和引导性政策，其中包括涉及养老和健康服务的政策。在地方政策制定方面，多个省市将康养产业纳入了“十四五”规划，并制定了详尽的发展战略。在细分产业方面，森林康养被纳入国家林业“十四五”发展规划，而康养旅游也有了首个规范性文件——《国家康养旅游示范基地》标准。这些举措构建了一个完善的政策体系，覆盖了从中央到地方、从整体康养领域到健康、养老、森林康养和康养旅游等细分领域。[①]

2017 年 10 月 18 日，习近平总书记在党的十九大报告中强调了积极应对人口老龄化问题，构建养老、孝老、敬老政策体系和社会环境，推进医养结合，加快老龄事业和产业发展。这一表述进一步指明了康养产业未来发展的方向，强调了康养产业在面对人口老龄化挑战中的重要性，并为产业的发展指明了方向。

---

① 张树诚．以服务“农高区”建设推进文旅高质量融合发展——山西文旅集团深度参与“农高区”建设项目投资强力推进文旅高质量融合发展的调研报告[C]// 中国旅游研究院（文化和旅游部数据中心）.2020 中国旅游科学年会论文集：旅游业高质量发展，2020：14.

### （二）市场参与主体多元

康养产业的发展脉络显现出从最初政府主导的公共健康和养老服务模式到民营企业主导的公寓型模式，最终演化为涵盖养老、医疗、旅游、金融、保险和制造等多元领域的系统性行业。在此发展过程中，各类主体逐步参与，形成了多元化的市场生态。

起初，康养产业主要以政府运作为主的公共健康和养老服务模式为主导，或由民营企业提供公寓型养老服务。然而，这样的模式存在结构单一、公益性突出却无法普惠社会的缺陷。大规模规范性的康养服务往往由一些大型地产公司掌握，但这些企业主要关注地产开发，对康养产业体系化发展的推进有限。于是，政策逐渐放开准入，鼓励多元市场主体参与，诸如各类民企和社会资本纷纷涌入康养市场并扮演重要角色。

自2014年始，地产、医疗、保险、制药等行业开始介入。到2015年，旅游、康护互联网、体育等领域相继涌入，康养产业呈现出包括医疗器械、生物医药、旅游休闲、生态农业、装备制造和现代服务等多元领域的集群化发展趋势。尽管较早进入养老产业的社会资本主要由地产和保险等大资本主导，但新兴产业如人工智能、互联网医疗和可穿戴设备等丰富和扩展了康养产业链，拓宽了其边界。

随着鼓励性政策的出台和社会资本的涌入，民企的投资不再局限于地产、保险、康复和医疗等领域，而是开始扩展到健康和养老全产业链上，涉及器械、互联网、智能穿戴等领域。大型国企和民营实力集团的加入使得康养产业呈现出更广泛的业态布局，包括生态农业、装备制造和现代服务等领域。

未来，康养产业将更为多元化，产业体系也将更为完善。这意味着康养产业将呈现出更广泛、更丰富的发展面貌，涵盖更多不同领域的参与者，并形成更为综合的产业体系。

### （三）多产业融合创新

近年来，康养产业融合了多项创新技术，推动了行业的多元发展。

首先，科技创新催生了智慧养老、医疗信息和智能健康设备等创新型企业的涌现。这些企业将康养与新技术相结合，实现了康养产品的智能化和信息化，推动了互联网和人工智能等技术在康养领域的广泛应用。随着互联网和移动数据技术的迅猛发展,移动医疗健康的市场规模也不断扩大。

其次,医养结合发展备受关注。针对国内医疗和养老相互独立的问题,国家提出了建立康养产业发展试验区的设想,以解决老龄化和未富先老所带来的半失能老人的治疗和看护问题。医养结合发展已有成功案例,如秦皇岛泰盛健瑞仕国际康复中心。该中心结合国际化康复理念和中国本土文化,利用国际一流康复医疗设备以及以调动病人自主康复为理念的空间设计,为康复需求者提供了系统而有效的康复标准。

最后,互联网融合发展也给康养产业带来了新动力。企业通过互联网思维和技术创新满足不同康养需求,提供更多可选择和体验更佳的产品。通过"医养结合"养老模式,利用互联网和大数据技术,实现账户信息的互联互通,统一归档老人在养老机构和不同医院的就医记录,以实现医疗资源和个体特征的最佳匹配。康养企业通过互联网的创新,实现了更佳的供给,满足社会不断增长的康养需求。以"互联网+"思维推动养老事业的发展,既促使公募机构提供更贴合民众需求的养老金产品,也加大了养老资产管理服务的创新力度,最终使居民享受到更优质的养老服务。

## 第三节 中国康养产业服务模式体系构建的理论依据

### 一、产业发展相关理论

产业发展理论揭示了产业发展的规律和因素,包括产业发展周期、资源分配、产业转移以及政策影响等内容。这些理论主要形成于经济学理论框架下,其中较为重要的包括产业结构演变理论、区位分工理论和发展阶段理论等。这些理论观点认为,产业的发展具有不同的发展阶段,每个阶段都展现出独特的发展规律。即便是同一产业在不同阶段也呈现不同的发展特征。研究产业发展理论有助于政府部门根据具体产业状况制定不同的政策措施,也对企业有利,让其根据这些规律采取相应的发展策略。

对于康养产业的发展路径设计，需要基于产业发展理论来构建。在这个设计过程中，需要考虑产业发展的规律和趋势，特别是要注意促进产业集群的形成和产业融合的推动。只有在产业发展理论的指导下设计的发展路径，才能更有效地促进康养产业的发展，从而实现产业的可持续发展。这种路径的设计应当综合考虑产业结构的变化、技术创新、市场需求以及政策环境等多方面因素，以确保产业发展符合其内在规律，并能够适应外部环境的变化。

### （一）产业集群理论

产业集群理论是美国学者迈克尔·波特在20世纪90年代提出的经济理论。它描述了在特定地理区域内，一群相互关联的企业聚集在一起，共享该区域的资源、市场和经济环境，以降低成本、提升效率并增强竞争力。这种集聚现象形成了一种产业生态系统，促进了该地区经济的发展。

产业集群理论关注的核心是通过企业之间的合作和竞争，形成相对密集的经济区域，进而创造经济效益。这一理论强调了地理上的集中性，以及集群内部企业间协作、竞争的重要性。产业集群不仅有助于降低成本、提高效率，还能带来其他积极效应，如外部经济效应、创新和学习效应等。

在康养产业的发展过程中，应用产业集群理论意味着重视构建一个地理上聚集、相互关联的康养企业群体，共享资源、知识和市场优势。通过这种集群形式，可以实现规模效应、协作创新和区域品牌建设，从而推动康养产业的快速发展，并获得更为显著的产业发展效益。这种方式有助于促进产业的可持续增长，提升地区整体的经济效益和竞争力。

### （二）产业融合理论

产业融合理论最初由罗森伯格在1963年研究美国机械设备产业时提出，自此产业融合逐渐成为人们关注的焦点，引发了广泛的研究热潮。其核心特征在于不同产业领域之间交叉融合，形成新的增长点或新的产业形态。产业融合是一个动态的发展过程，经历技术、产品、企业和市场等阶段，它模糊了传统的产业边界，要求重新思考各个产业之间的关系。通过整合和利用各个产业之间的资源,产业融合实现了巨大的乘数效应。

如今,产业融合不仅是一种发展趋势,更是产业发展的现实选择。其作用包括促进产业创新、塑造新的市场结构、提升消费水平、优化资源配置、增强产业竞争力、促进就业增长和人力资本发展、提高产业整体效益,推动区域经济一体化等。产业融合理论对促进产业发展和经济增长具有非常重要的作用。

产业融合的发展最初起源于美国机械工具产业中的技术融合。为满足不同产业需求,特定于不同产业的机械工具生产技术得到推广。随着科技的不断进步,尼古拉斯·尼葛洛庞帝首次揭示了不同产业融合的趋势,并强调融合领域的快速增长和多方面创新。产业融合的可能性来自科技的进步和对不同产业间融合发展管制的减轻,不同产业间或相同产业间的技术融合将会创造出更具竞争力、更高产出效率的领域。产业融合的结果包括产业间的边界变得模糊,甚至重新定义产业范畴。

总之,康养产业是一个涉及诸多领域的综合性产业,对其他产业能起到带动作用,因此,和其他产业进行融合是其发展的必然趋势和现实选择。

## 二、康养市场与经济发展相关理论

### (一)可持续发展理论

可持续发展理论的核心观点是平衡当前需求与未来资源需求之间的关系。此概念在 1980 年《世界自然资源保护大纲》中首次提出,并在联合国世界环境与发展委员会的报告《我们共同的未来》中得到详细阐述。这一理论主张在资源利用上实现可持续性,确保人类与自然之间的和谐共生。

“绿水青山就是金山银山”理念强调了环境保护与资源管理对经济和社会发展的重要性。这一概念的提出引发了人们对可持续发展问题的更深入关注,不仅包括资源与环境保护,还延伸至多个领域,其中也包括康养产业。

康养产业对丰富的自然资源或产业资源有着高度依赖性,以满足各种康养需求。因此，在可持续发展理论指导下，康养产业应致力于实现可持续性发展。这不仅仅涉及产业本身的可持续性，更关乎产业、经济、生态和社会等各要素和谐与统一的可持续发展。

### （二）市场细分理论

市场细分理论是现代市场营销理论的核心概念之一。其核心目的在于挖掘不同消费者群体的潜在需求，并利用此信息设计针对性的营销策略，以满足不同消费者的需求，从而增加产品销量并扩大市场影响力。这个概念的产生可以追溯到20世纪50年代，由美国市场营销学家温德尔·史密斯提出。

市场细分的方法在于通过对市场进行研究分析，寻找具有共同特征的消费者群体，将这些群体根据其特征进行细分。这种分析通常采用统计技术来识别不同消费者群体的行为特征，以便更准确地进行市场细分，选择目标市场，并制定相应的营销策略。

在市场细分中，通常可以采用两种变量。一种是基于消费者特征，包括地理、人口统计和心理特征变量；另一种是根据消费者对产品或服务的反应来细分市场，如利益细分、使用时机和品牌忠诚度等行为变量。

利益细分是一种行为细分方法，是根据顾客对产品所寻求的利益来进行细分。这种市场细分方法可使企业更全面地了解特定市场的特征，更准确地预测消费者需求，并更有效地开发适合市场需求的产品，以及更精准地制定营销策略。

康养旅游作为一种特殊形式的旅游，其需求更倾向于要求综合的身心健康和产品品质。这种特殊需求也影响了其在市场细分中的位置。基于这些特定需求，利益细分方法可以为康养旅游市场提供更全面的了解、更准确的产品预测和更具针对性的营销策略，从而更好地满足该细分市场的需求。

### （三）旅游者行为理论

旅游者行为理论是一门跨学科的研究领域，涉及经济学、社会学、管理学和心理学等多个领域，旨在探究并预测旅游者在旅行过程中所展现的行为模式。此领域主要关注旅游者的空间决策、消费行为和消费心理。

旅游者的空间行为指其在选择旅游目的地时所进行的决策和行为。这一行为涉及对旅游地理位置、景点吸引力、文化特色等方面的权衡考量,影响着旅游者对目的地的选择。

消费行为是指旅游者在抵达目的地后在各种旅游元素上的消费,包括食宿、交通、娱乐和购物等。对旅游者在旅行中的消费习惯和倾向进行研究,有助于指导旅游产品的开发和市场推广。

消费心理研究则旨在理解不同类型旅游者的消费行为,并从心理学角度解释其行为模式。这种研究有助于深入分析和预测旅游者的行为、选择和态度。

为了有效开发康养旅游产品,需基于旅游者行为的理论指导。这包括全面考量市场需求和消费者行为特点。在产品推广阶段,应结合消费者喜好和行为模式,针对其旅游动机、偏好、消费观念、经济实力和利益追求等方面,制定有针对性的产品推广策略。

#### (四)RMP 理论

吴必虎在 2001 年提出的 RMP 理论,为旅游产品开发提供了一种有机结合市场需求、资源优势和产品设计的方法论。这个理论强调了市场、资源和产品之间的相互依存和关联。按照这一理论,开发旅游产品的首要步骤是对资源(R)和市场(M)进行深入分析,然后基于这些分析结果进行产品(P)的设计。

在贵州本地康养资源的情境下,首先需要进行资源(R)分析。这可能涉及评估贵州的自然风光、气候、温泉、植物药材、文化传统等资源。康养资源的特点包括山清水秀、空气清新、植物资源丰富等。同时,贵州独特的少数民族文化、传统手工艺等也是宝贵的资源。这种分析有助于确定可利用的资源、其独特之处以及如何最好地利用这些资源来满足市场需求。

其次是市场(M)分析。这需要对康养市场进行调查,包括目标受众群体、他们的需求和喜好,以及他们对康养旅游的期望。在贵州可能要针对康养、养生、健康等领域的不同市场群体。同时,还需要考虑市场的竞争格局和趋势,以便更好地定位产品。

最后是产品(P)分析。基于对资源和市场的了解,开发者可以设计出符合市场需求、并能最大程度利用当地康养资源的旅游产品。这可能包括开发康养度假村、提供康体活动、设计健康饮食菜单、提供文化体验,以及整合传统疗法等。

因此,基于 RMP 理论,对贵州本地康养资源和康养市场进行深入分析,有助于设计出符合市场需求、突出地方资源优势的康养旅游产品。这些产品将有助于形成一种有层次、有理念、有线索,并符合市场结构的产品组合,满足不同人群的需求,为贵州地区旅游业的发展注入新的活力。

### (五)利益相关者理论

利益相关者理论是指企业和组织在决策和运营中考虑和平衡的不只是股东,还有所有对其决策和行动可能产生影响的利益相关者的利益和期望。这个理论强调了企业不应该仅仅追求满足股东的财务利益,而应该在经营管理中考虑到所有相关方的利益。

该理论的发展经历了多个阶段,包括对相关者的多维细分、对相关者期望的属性计分,以及对相关者需求的分层细化和属性定位。这些阶段强调了企业需要深入了解不同利益相关者的需求和期望,并针对性地开展管理和服务。

最近的发展趋势强调了相关者的参与和治理。这种趋势强调了不仅仅是关心相关者的需求,还应该将他们纳入企业的决策和治理过程中,使得相关者能够更积极地参与到企业的决策制定中,而不仅仅是被动接受企业的影响。

利益相关者理论在商业和组织管理中逐渐被广泛应用。通过平衡不同相关者的利益和期望,企业可以建立更健康、稳健和可持续的商业模式,增强企业的社会责任感,同时也提高企业的整体竞争力和长期成功的可能性。

利益相关者理论的应用不仅有助于提高康养企业的长期稳健发展,也激发了产业的创新动力。企业通过参与式决策、关注员工福利和客户需求,以及社区及环保责任的践行,树立了更积极的企业形象。这种综合性考量不同利益相关者利益和期望的方法,将有助于中国康养产业建立更具社会责任感和可持续性的商业模式,同时也提升了企业的竞争力和社会影响力。

### （六）新发展理念

新发展理念的五个维度（创新、协调、绿色、开放、共享）对中国康养产业有着重要的指导作用，特别是在促进可持续发展和提升产业整体竞争力方面。

#### 1. 创新发展

康养产业需要不断创新以保持竞争力。这包括在服务内容和方式上的创新，探索和引入先进的康养技术和理念，以提供更高质量、更个性化的康养服务。

#### 2. 协调发展

康养产业在不同地区和城乡之间发展不平衡。重点地区可能拥有更先进的康养设施和资源，而其他地区可能相对欠缺。因此，需要加强资源的协调分配，推动全面发展，确保康养资源更加平衡地覆盖不同地区，满足不同人群的需求。

#### 3. 绿色发展

康养产业与自然环境息息相关。在发展过程中，应注重生态环境的保护，采取绿色可持续的经营方式。这意味着减少能源消耗、推广绿色建筑，并促进康养场所的可持续发展。

#### 4. 开放发展

康养产业在开放中寻求发展机遇。通过与国际接轨，吸引国际先进的康养理念和技术，加强国际合作与交流，提升产业的国际竞争力。同时，也要鼓励中国康养产业走出去，拓展国际市场。

#### 5. 共享发展

康养产业应当关注社会公平和正义。这意味着让更多人能够享受到康养产业的服务，包括不同经济背景和地域的人们。共享发展意味着通过政策和规划，让康养资源更加普惠地覆盖到整个社会，使更多人受益于康养服务，而非仅局限于少数人。

综合而言，新发展理念为中国康养产业提供了全面的指导和思路，帮助产业更好地适应新的市场需求，促进可持续发展，提升服务质量，并使更多人受益于康养产业的发展。坚持创新、协调、绿色、开放、共享的新发展理念，康养产业可以朝着更加健康、可持续和包容的方向不断前行。

### （七）资源禀赋理论

资源禀赋理论探讨了不同国家或地区在生产活动中所具有的生产要素差异，这些要素包括土地、资金、劳动力等。这种差异性导致了比较优势的产生。早期的理论假设认为，不同地区拥有不同的资源禀赋，因此应该侧重于利用自身相对优势的资源来进行生产和贸易。

资源禀赋理论在中国康养产业的发展中具有重要意义。康养产业涉及资源、劳动力、文化和环境等多个要素，这些要素的禀赋情况影响了产业的发展和竞争优势。

1. 土地与自然资源

中国在康养产业中拥有丰富的自然资源，如多样化的风景名胜、温泉、山水资源等。各地区的地理特点和自然资源禀赋会影响康养产业的发展方向和特色。例如，云南、四川等地的山水资源适合开展康养旅游，而海南等地的热带气候则适合开发疗养度假项目。

2. 资金与投资

康养产业需要资金支持进行基础设施建设、服务提升和品牌推广。不同地区的经济发展水平和金融资源禀赋会影响产业的投资规模和资金流动，例如一线城市和发达地区可能更容易吸引投资。

3. 劳动力和人才

康养产业对服务人员素质的要求较高，需要拥有专业技能的人才。不同地区人才培养和吸引人才的能力不同，会影响产业的服务水平和竞争力。一些地区因为具备丰富的文化和民俗特色，能够培养更多与康养产业相关的人才。

4. 文化和传统特色

中国拥有丰富的文化传统，这是康养产业发展中的独特优势。不同地区的文化和传统禀赋影响了康养产业的特色和特色项目的开发，例如中医养生、太极养生、民俗文化等，可以成为各地发展康养产业的独特优势。

5. 环境保护与可持续发展

康养产业与自然环境息息相关，保护环境是产业发展的前提。中国地域广阔，不同地区的环境禀赋差异性明显，因此在开发康养产业时，需要充分考虑保护环境、可持续利用资源，以确保产业的可持续发展。

综合而言，资源禀赋理论为中国康养产业的研究提供了重要的视角，帮助理解不同地区的优势和潜力，引导产业在不同区域根据各自的资源禀赋特点进行差异化的规划和运营，推动康养产业健康、可持续地发展。

## 三、其他相关理论

### （一）居住环境相关理论

人居环境理论是关于人类居住生活环境的研究。吴良镛院士提出的人居环境理论将人置于环境研究的核心地位。他强调人创造了人居环境，同时人居环境也对人的行为产生影响。这个理论的重点在于满足人类居住需求，并将人居环境划分为全球、区域、城市、社区、建筑等不同层次。它强调在评价环境时，应关注人的感受和评价。

人与环境匹配理论（老龄生态模型）强调个体能力与环境压力之间的关系对生活质量的影响。当个体的能力与环境要求相匹配时，个体能够适应环境并感到舒适。如果能力稍低于环境压力，个体可以调整自身适应环境。然而，当环境压力超过个体能力负荷时，会导致个体适应不良和生活质量下降。这个理论提示我们要关注居住环境的适老化水平，提升老年人生活质量，使其更好地适应自然衰退过程。

老年友好城市理念是为了推进城市规划、建设和治理中融入积极老龄化而提出的。世界卫生组织提出了老年友好城市和社区的理念,并发布了相关指南。这个理念包括户外空间和建筑、交通、住房、社会参与、尊重和社会包容、公众参与和就业、交流和信息、社区支持与卫生保健服务 8 个领域。其目的是提供包容、可接近的城市和社区环境,通过各种服务、场所和设施来优化老年人的生活条件,从而提高老年生活质量。

老年友好城市并不是只为老年人而设,而是面向所有年龄群体。它的目标不仅在于保障老年人的生活独立和社会融入,还在于促进不同年龄群体之间的互动和共享。这一概念的推广有助于让城市更适合各个年龄段的人居住,创造一个更加包容和便利的社会环境。

### (二)人口老龄化相关理念

人口老龄化是世界各国普遍面临的挑战,引发了涉及老年人权益、健康、社会参与等方面的理念和政策探讨。

#### 1. 联合国老年人原则

强调提升老年人的生活自主权和保护他们的权利、自由、尊严,同时反对对老年人的年龄歧视。这一原则指出老年人应当享有独立、参与、照顾、自我充实和尊严等 18 项权利。重要的是,这一原则不仅关注老年人的需求,更强调尊重他们的自主性,消除社会对老年人的刻板印象和主观臆断。

#### 2. 健康老龄化

健康老龄化是应对人口老龄化的一个重要政策框架。它着眼于全生命周期的健康视角,强调在人生各个阶段重视影响老年人健康和生活质量的有利和不利因素,并采取相应干预措施。更需注意的是,健康老龄化并不只是躯体健康、生理健康,健康老龄化要求老年人参与社会,发挥潜能,成为一种资源而不是负担。[①] 健康老龄化并非仅关注身体健康,更是强调老年人在社会中的参与和充分发挥个体潜能,将老年人视

① 邬沧萍.全面建成小康社会积极应对人口老龄化[M].北京:中国人口出版社,2016.

作社会资源而非负担。①

3. 积极老龄化

积极老龄化理念由世界卫生组织提出，旨在提高老年人生活质量，为老年人创造健康、参与和安全的最佳机遇。这个理念强调个体和群体层面，鼓励个人认识和发挥生活中的潜能，同时在需要帮助时获得充分的支持和保护。中国特色的积极老龄观强调积极看待老年生活，认为老年期仍然是一个重要的人生阶段，可以有作为、有进步、有快乐。

这些理念共同强调尊重老年人的权利和尊严，并致力于提高他们的生活质量和社会参与度。综合考虑健康、社会参与以及尊重个体权利是应对人口老龄化挑战的重要途径。

## 第四节　中国康养产业的战略发展方向

### 一、康养产业将成为国家战略性投资重点

康养产业是指结合医疗保健、康复疗养、生态环境、文化教育等资源，通过旅游、度假、养生、康复等方式，促进人们身心健康和全面发展的产业形态。在当前的社会背景下，康养产业具有巨大的发展潜力，并且正逐渐成为国家战略性投资的重点之一。

（一）多维度发展模式

康养产业将医疗、养生、文化、旅游等多个领域有机整合，满足人们对健康、休闲、养老的多样化需求。这种综合性发展模式使得康养产业具有更广阔的市场前景和发展空间。

---

① 黄石松，伍小兰．“十四五”时期我国健康老龄化优化路径思考[J]. 建筑技艺，2020（10）：16-20.

（二）地方资源优势与发展

许多地方拥有丰富的自然资源和独特的文化传统，如云南、四川、贵州等地，其地域优势为康养产业的发展提供了重要基础。地方政府对康养产业的重视也助推了该产业的发展，通过推进康养产业的发展，当地希望转变传统经济发展模式，提升区域经济实力。

（三）国家政策支持与健康倡导

随着“健康中国”战略的提出，国家层面开始加大对康养产业的支持和投入。政策层面的鼓励和支持使得企业更加积极地涉足这个领域，并推动康养产业的进一步发展。

（四）企业投资和发展

康养产业的崛起吸引了越来越多的企业跨界布局，不仅加速了康养产业链的完善，也推动了相关技术与服务的创新。企业投资为康养产业的发展提供了更多的动力。

（五）社会需求和消费升级

随着人们对健康、养生的关注度不断提升，康养产业的发展也得到了更多社会认可和支持。消费者对高品质、个性化的康养服务的需求也在不断增长。

总体而言，康养产业的兴起与蓬勃发展与多方面因素密切相关，包括政策支持、市场需求、地方资源、企业投资等。这一产业的发展不仅仅是经济增长点，更是社会健康、文化传承和全民福祉的重要保障，也体现了国家对健康、全面发展的重视。

## 二、与乡村休闲旅游结合的田园康养将成为康养新热点

2021 年 11 月，农业农村部印发了《关于拓展农业多种功能　促进

乡村产业高质量发展的指导意见》,并提出依托乡村资源,围绕多功能拓展、多业态聚集、多场景应用,开发"看乡景""品乡味""享乡俗""忆乡愁"产品,打造一批田园康养基地。田园康养作为康养产业的新热点,融合了乡村旅游的自然环境和康养需求,成为一种结合自然、休闲、健康养生和乡村文化的全新模式。

### (一)提倡自然健康的生活方式

田园康养通过提倡自然、健康的生活方式,让人们远离喧嚣、繁忙的城市生活,回归自然,体验简朴、慢节奏的农村生活。这种方式强调与大自然的亲密接触,可缓解压力,促进身心健康。

### (二)注重环境保护与生态氛围

田园康养强调的不仅是人的身体健康,更注重环境保护与生态平衡。它吸引人们去关注自然的美丽、清新,唤起人们对生态环境的关注与保护,让人在环境中感受放松和愉悦。

### (三)促进乡村振兴和经济增长

发展田园康养促进了农村旅游业的兴起,带动当地农业生产、乡村民宿、特色农产品等相关产业的发展。有助于乡村振兴战略的实施,为当地经济注入活力。

### (四)适应市场需求的调整

随着人们对健康、自然环境和个性化体验的追求不断增加,田园康养迎合了市场上对健康功能、绿色环保、个性化体验的需求,吸引了更多消费者。

### (五)促进国内消费与旅游

田园康养结合了健康养生和乡村风情,更能吸引消费者,促进国内旅游消费的增长。

总的来说，田园康养结合了人们对健康、自然、生态、休闲的多方面需求，成为旅游休闲和康养健身的热门选择。它也为乡村振兴提供了新的发展路径，成为促进地方经济发展的重要动力。

## 三、康养产业将与其他行业联动，实现跨越融合发展

康养产业与其他行业的跨界融合是当前产业发展的一个明显趋势，其融合与联动不仅丰富了康养产品和服务，也提升了其他行业的附加值和发展空间。①

### （一）康养与旅游业融合

康养旅游是融医疗、康复、休闲、旅游于一体的全新模式。结合森林康养、温泉康养、运动康养等，这些新型康养旅游业态不仅为旅游业注入新的发展动力，同时也创造了更多的就业机会。这种模式的发展需要医院、酒店、教育机构等各个产业间的合作与融合。

### （二）康养与养老养生融合

随着老龄化趋势的加剧，人们更加关注养老养生问题。银色康养模式通过提供优质的养老养生服务，探索田园旅居、疗养旅居等模式，为老年人提供更为健康、舒适、充实的生活环境。

### （三）康养与文化休闲融合

结合文化活动和康养需求，发展体验式康养，突出少数民族文化、农耕文化、中医文化等特色文化元素，让人们在康养的过程中获得文化的陶冶和熏陶。

① 罗先菊．我国康养产业发展趋势探讨[J]．合作经济与科技，2023（2）：24-25.

（四）康养与研学融合

结合康养和研学，为人们提供更多参与式学习的机会，让人们在学习的过程中体验康养的效果。这种模式有助于促进健康生活与教育学习的结合，培养人们更广泛的技能和兴趣。

这种产业间的融合不仅丰富了产品和服务，还带动了多个产业链的发展，形成了全新的产业发展模式。企业可以通过跨界合作，加强产业链各环节的合作与联动，从而创造更多新的商业模式和产品，满足不同人群的需求。这种多产业融合互动的新局面也有助于激发经济增长的新动能。

## 四、数字技术赋能康养产业创新发展

数字技术在康养产业中的应用促进了创新发展，将“互联网 +”与医疗健康相结合，推动了智慧康养的发展。

（一）个性化定制服务

数字技术赋能康养产业实现了个性化服务。通过大数据分析和人工智能技术，康养服务可以更精准地满足个体的需求。从个性化的健康管理方案到定制化的康复计划，数字技术为用户提供了更贴心、更专业的服务。

（二）智慧医养结合

数字技术推动了医疗、健康和养老的结合。远程医疗、智能医疗设备等技术应用使得医疗资源能够更好地服务于康养需求，尤其对于居家老年人的健康管理起到了积极的作用。

（三）健康大数据的应用

大数据技术的应用推动了健康维护、保障和康养产业的融合发展。

通过数据分析，可以更好地预测健康趋势、推动疾病预防，以及提供更有效的康养服务。

（四）提高便利性和幸福感

数字技术创新推出了更多便捷、易用的产品和服务，例如智能助行器、远程医疗服务等，提高了老年人的日常生活能力，提升了他们的生活幸福感。

（五）新兴业态的发展

数字技术催生了新的养老产业模式，如虚拟养老院等。这些新兴业态以“互联网＋养老”的形式深入人心，通过数字化平台提供更多元化、高质量的养老服务。

数字技术在康养产业中的广泛应用，不仅提升了服务质量，更促进了医疗、健康和养老产业的融合发展。这种趋势对应对人口老龄化、提升全民健康水平以及创新传统康养服务模式都有着积极的作用。

# 第二章

## 自然康养模式：资源分析与未来展望

# 第一节　生态康养模式的内涵与内容分析

## 一、生态康养模式的内涵

生态康养是一种以利用我国丰富的自然资源和生态环境为基础，为老年人提供健康、愉悦和有意义的养老服务的模式。这种模式注重通过发挥生态资源的优势，提供森林康养、田园生态养老等服务，使老年人在自然环境中获得身心健康和愉悦体验。这种模式强调自然环境对老年人身心健康的重要性，同时也提倡社会对环境保护和生态平衡的重视。通过这一服务模式，老年人能够在舒适、自然的环境中获得关爱和照顾，同时与自然和社区更紧密地联系在一起，为老年人晚年生活增添乐趣和健康元素。

### （一）生态康养的概念

生态康养是基于自然环境和人文生态，以促进身心健康、培养生态意识为核心理念的养老方式。这种模式强调了人与自然的和谐发展，推崇生态友好、绿色低碳的生活方式，为老年人提供各种以生态为基础的健康养老和养生服务。在中国，自20世纪70年代中后期以来，家庭单位逐渐变小，导致居家养老出现一些问题，使得老年问题愈发突出。因此，生态康养作为一种新的养老模式逐渐兴起，给老年人提供了更多的选择。

生态康养强调人与自然的和谐共生，通过提供森林康养、田园生态养老和依托风景名胜区等服务，让老年人更贴近自然，享受自然环境所带来的益处。这种方式对老年人而言，不仅提供了丰富的生活体验和活动，也有助于改善健康、促进心理平衡，减轻压力和焦虑，同时也加强了对生态环境的认识和关怀。

同时，随着老年人收入水平的提高以及他们对健康、自然环境的渴望，越来越多的人寻求摆脱城市污染，走进自然。这也促进了生态养老方式的兴起。这种模式不仅有助于老年人的身心健康，也对我国的生态文明建设、农村经济发展和多样化、高质量的养老服务提出了新的诉求和发展方向。

生态养老的发展将有助于转变发展方式、促进经济结构优化与生态文明建设，增加就业机会，并与生态、经济、人口等多个层面紧密结合，形成新的发展模式和服务模式。这种转变也强调人与自然和谐共生，为建设绿色、健康、可持续的社会提供了新的思路和可能性。

### （二）生态康养的特点

#### 1. 依托丰富的生态资源

生态康养以各种生态资源为基础，例如森林、山区、温泉等，开发各种养老养生服务产品，在保护生态的前提下发挥其服务价值，促进生态服务产业的发展。

#### 2. 专业化的康养服务

生态康养重视专业化服务，为老年人提供优美环境、专业服务和健康养护；培训护工、提升服务水平，并结合文化创意活动，构建专业化的康养服务模式，为老年人提供有保障、特色化的享受体验。

#### 3. 国际化理论研究的指导

生态康养以国际化的理论研究为指导，通过学术交流、国际经验学习与实践探索，致力于将国际生态养老理论与国情相结合，促进理论与实践互相促进，以满足老年人对高品质生态养老服务的需求，最终形成完整的生态养老理论体系。

### （三）发展生态康养模式的重要意义

生态康养模式的重要性在于其多方面的影响与益处。随着中国老龄化的不断加剧，以及人们对高质量养老服务需求的增长，生态康养模式成为应对挑战的一种创新和可行解决方案。

1. 满足老年人需求

生态康养提供了更贴近自然、更健康、更舒适的养老环境。《中国发展报告 2020：中国人口老龄化的发展趋势和政策》显示，从 2035 年到 2050 年是我国人口老龄化的高峰阶段，根据预测，到 2050 年我国 65 岁及以上的老年人口将达 3.8 亿人，占总人口比例近 30%；60 岁及以上的老年人口将接近 5 亿人，占总人口比例超 1/3。2022 年开始，我国老龄人口将进入高速增长的平台期，每年增长超过 1000 万老年人口，且将持续高速增长 15 年以上。老年人可以在自然环境中享受更好的空气质量、自然风光，从而提升生活质量和幸福感。

2. 减轻家庭负担

随着“421 家庭”[①] 模式的出现，家庭赡养压力增大。生态康养为家庭减负，提供了专业化的养老服务，使子女不必过分承担老年人的生活和精神需求。

3. 促进经济发展

生态康养业不仅为老年人提供服务，也创造了就业机会和新的经济增长点。这不仅带来了一定程度的社会收入，也推动了相关产业的发展，对于 GDP 的增长有积极的促进作用。

4. 生态资源保护与可持续发展

这种模式基于生态资源，通过提供专业养老服务，同时注重生态保护和可持续发展。它强调环境友好和可持续性，让保护生态资源者获得实际收入，推动更多人积极参与生态保护。

5. 新的产业形态和发展机遇

生态康养模式为养老服务领域带来了新的商业模式和发展机会。这种模式结合分享经济等新兴模式创新业态，推动行业的进步和发展。

① 一对年轻夫妇赡养四位老人，抚养一位孩子。

6. 促进社会和谐发展

生态康养模式提供多样化、健康的养老选择，有助于老年人身心健康，促进社会和谐，同时，也让年轻一代更加放心，减轻他们的家庭养老压力。

综上所述，生态康养模式对满足老年人需求、减轻家庭负担、促进经济发展、生态资源保护与可持续发展、新产业形态的形成和社会和谐发展都具有重要的意义。随着老龄化趋势的持续，生态康养模式将成为未来养老产业的重要方向，并且对整个社会经济的可持续发展具有深远影响。

## 二、生态康养模式的内容分析

生态康养从生态环境对人体健康的具体机理来说，主要包括生态精神康养、生态膳食康养和生态起居康养。这三个方面在不同层面上通过环境对人体的影响，对身心健康起到积极作用。

### （一）生态精神康养

生态环境对人的心理健康具有显著影响。自然环境、清新空气、美丽景色等对人的心灵具有舒缓和治愈作用。研究表明，接触自然环境可以减轻压力、焦虑和抑郁，促进情绪平稳和精神放松。森林浴、生态疗法和自然疗法等方式可以促进身心健康，改善睡眠质量，并提升人的幸福感。

### （二）生态膳食康养

生态膳食是指以有机、天然、无污染的食材为主，远离化学添加剂和污染物，是一种注重食物来源和健康的饮食方式。有机食物更富含营养物质，摄入有机食品可降低患某些慢性疾病的风险，并对人体代谢、免疫系统和内分泌系统产生积极影响。

（三）生态起居康养

生态起居康养强调人们生活、工作和休息的环境对身体健康的影响。例如，生活在空气清新、环境舒适的地方，远离噪声和污染，能有效减少大气颗粒物对呼吸系统的刺激，有助于预防呼吸系统疾病。同时，合理的室内照明、良好的空气流通、自然采光等也对人的身心健康有积极作用。

这三个方面相互关联，共同构成了生态康养的全面理念，通过提供自然、清洁、健康的环境，为人们的身心健康提供全方位的支持。生态环境对人的健康有着直接而显著的影响，因此，推广生态康养理念，营造良好的自然环境和生活方式，对人们的整体健康具有重要意义。

## 第二节　森林康养产业现状及其制度构建对策

### 一、森林康养产业现状

（一）概述

森林不仅是原始人类的发源地，更是现代人类共同的文化渊源。人类的演化和发展与森林紧密相连，森林为早期人类提供了生存所需的资源和工具，促进了人类文明的起步和演进。从森林中获得的天然资源和生态环境，为人类社会的发展提供了重要支撑。

人类文明的不断进步伴随着环境、健康和经济等领域的转变和挑战。森林作为一个潜在的解决方案，为人类的诸多问题提供了可能性。其丰富的生态资源和生物多样性，为解决现代社会面临的挑战提供了潜在的解决方案，包括环境保护、可持续发展、疾病治疗和经济发展等。

因此，人类与森林之间的关系历久弥新，从古至今，森林一直扮演着不可或缺的角色，为人类提供资源、灵感和解决方案，促进了人类社会的演进和发展。

1. 森林对人类健康大有裨益

森林对人类健康有着广泛而深远的影响。森林作为人类起源之地和自然资源的重要组成部分，为人类健康提供了重要的支持和裨益。森林的环境资源丰富而清洁，具有固碳释氧、净化空气、杀菌、滞尘净化环境、减少辐射和削弱噪音、缓解疲劳和调节心理压力等多重功能，从而影响着人类的生理和心理健康。

首先，森林是地球氧气的重要生产者，提供新鲜的氧气并富含负氧离子，有利于人类健康。森林中植物的光合作用和水流冲击形成的空气负离子对人体健康有益。同时，森林植被分泌的芬多精具有杀菌功效，进入人体有助于放松身心，并具有保健复原的作用。

其次，森林通过吸附、滞留和清除灰尘、粉尘等微粒物，净化了空气，从而改善了空气质量，减少大气污染对人体健康的影响。同时，植物可以减少放射性物质和电离辐射的影响，起到保护人体免受辐射伤害的作用。

此外，森林可以通过吸收和阻隔声波，降低噪音对人体健康的影响，从而减轻压力和保护听力。此外，森林环境元素对人体生理产生益处，有助于缓解疲劳、调节心理压力，通过五感感受森林，促进身心健康。

综合来看，森林对人类健康有着多方面的积极影响，提供了健康环境和资源，为人类的生理和心理健康提供了重要支持。

2. 我国存在发展森林康养产业的诉求

首先，社会中存在着因工作和生活压力导致的亚健康问题。城市化的加速带来了慢性疾病的增加，如恶性肿瘤、心脏病和脑血管病等。这些健康问题部分源于过度疲劳，在城市中，新兴行业从业者中亚健康人群占比高达60%到70%。单纯依赖药物治疗难以根本解决这些健康问题。

其次，随着社会老龄化趋势加剧，养生养老需求日益增长。中国作为一个“未富先老”的国家，面临着养老问题。现有的养老模式普遍存在问题，因此需要新的养老理念。森林康养因其养生养老特性，能够为解决这一问题提供新思路。

最后，生态问题影响了人类健康，引起了对森林健康产业的关注。环境问题如沙尘暴和PM2.5雾霾等给人类健康带来了威胁。这种生活环境的恶化不仅导致资源枯竭,也影响了人类的身体健康。在这样的背景下,人们逐渐认识到森林对康养的重要性,森林提供了宁静、生机勃勃的环境,有助于人类健康与活力的恢复。

以上这些因素共同促成了对发展森林康养产业的迫切需求。人们渴望通过与自然和森林的互动来改善健康,减轻压力,并寻找一种更有益于身心健康的生活方式。因此,发展森林康养产业不仅可以解决当代社会的健康问题,也为老年人提供了新的养老选择,并在生态环境问题上提供了一种良好的解决方案。

### (二)国内研究综述

#### 1. 森林康养产业研究动态

(1)森林康养概念

森林康养是一个综合性概念,包含了不同层面的内涵与实践。通常,森林康养不仅仅局限于传统医疗模式或休闲旅游,而是一种更为广泛和全面的健康促进方式。

首先,森林康养作为一种医疗方式,确实融合了自然环境对身心健康的积极影响。研究显示,森林环境中的芬芳气味、树木释放的挥发性有机物、清新空气和自然声音等因素对人的身心健康有益。这种疗法并非传统医疗中常见的药物治疗,而是通过与自然环境互动,使人们放松身心,减轻压力,提高免疫力,从而促进健康。

其次,森林康养也被视为一种休闲旅游方式。在这种观点中,森林康养强调的是人们通过与自然的亲密接触来寻求放松和平衡。参与者能够通过森林中的各种活动,如漫步、登山、观赏自然风景等,摆脱城市喧嚣和日常压力,享受大自然的美好,从而促进身心健康。

综合而言,森林康养是一种多维度的概念。它超越了传统医疗范畴,不仅关注个体健康的治疗,更强调通过与自然亲密接触来实现整体的身心健康。同时,它也不仅仅是一种简单的旅游方式,而是强调通过自然的体验和互动来提高生活质量和健康水平。在森林康养中,个体与自然的联系是促进健康、平衡和愉悦的重要手段。

(2)森林康养产业发展理论

目前,森林康养产业的理论探索处于初级阶段,着重考虑了选址、资源分类、产品开发和产业链层次等方面。李后强的“6+1理论”突出选址在森林康养中的重要性，而何彬生等学者则强调资源的多维性和不同受众需求的细致划分。另一方面，张红梅提出的分类方法为不同类型的森林康养产品提供了框架，而陈文武等学者则结合可持续发展、体验化等因素提出多种旅游产品系统。吴兴杰的产业链划分进一步细化了森林康养的发展方向。然而，目前的理论仍有发展空间，可望进一步扩展关注面，增进理论的完善与丰富，以寻找森林康养产业更多元、创新的发展方向。

总体来看，目前的森林康养理论探索为产业发展提供了宝贵的思路和方向。尽管处于早期阶段，但这些理论为多元化发展提供了引导，同时也提示了未来深入研究和实践探索的重要性，为森林康养产业的可操作性和创新性发展指明了方向。

（3）我国森林康养消费需求研究

我国森林康养产业在消费需求方面呈现出多个显著趋势。当前的数据显示，我国是世界康养旅游消费大国，这一产业在全球市场中具有显著地位。康养旅游的消费水平已跻身世界前十，同时康养旅游人次也已进入全球前五，显示了该市场的迅速增长和广阔发展空间。

在我国，森林康养的消费对象主要集中在一线城市的居民。女性群体对此更积极，而年龄和学历水平对个体是否愿意选择森林康养方式进行旅游有着显著影响。数据表明，年龄较大和学历较高的个体更倾向于选择森林康养作为旅游方式。此外，关于森林养生旅游的具体消费意向也受到了不同因素的影响，例如在选择项目时，不同年龄和收入水平的人群会有所不同。

这些趋势显示了我国森林康养市场的多样性和消费需求的个性化。不仅消费者受到年龄、学历和性别等因素的影响，而且在出游时间、消费金额及关注要点方面也存在着差异。这反映了森林康养产业在我国的迅猛发展趋势，同时也展示了其巨大的潜力。

消费者对此类服务的个性化需求不断凸显，为森林康养产业的发展和精细化提供了重要方向。这也为相关企业和产业提供了更多的发展机遇和空间，以满足日益多元化和个性化的消费者需求。

（4）森林康养发展研究

关于森林康养发展的研究，学者们提出了一系列重要的观点和建议。首先，强调要充分发挥森林的优势，借鉴国际相关经验，探索发展机制，以实现生态文明与经济效益的双赢。这包括政策支持和行业标准的制定，为森林康养提供合理的政策和法规框架。此外，构建基地指标系统、建立能够满足人们需求的康养基地，研究森林康养功效，合理布局康养基地，并发挥森林康养的特色，培育多元化的投资主体，逐步完善旅游设施，培养人才，加强合作，推进森林康养知识的传播，将森林康养融入人们的日常生活中。

另一方面，一些学者强调本土化的重要性，不过分虚化品牌含义，不过分泛化森林康养的内容，不过分强调森林环境的医疗价值，不过分照搬国外经验，应注重本土化植物的应用。因为我国地域地貌、水文、气候差距较大，不能盲目借鉴其他城市的经验，而忽视对本地区生态环境的研究。这个观点提醒我们要充分考虑本地的生态特点和文化，以便更好地适应和满足当地居民和游客的需求。

综合来看，森林康养发展需要综合考虑多方面因素，包括政策支持、基础设施建设、产品开发、本地特色和文化等。同时，要借鉴国际经验，但也要注重本土化，以确保发展符合当地实际情况和需求，从而实现森林康养产业的可持续发展。

（5）森林康养政策研究

森林康养政策研究在中国尚处于较初级的阶段。学者们提出了一些有关政策和制度建设的建议，但系统性研究相对不足。其中，提出的建议主要包括立法完善、系统政策支持和准入机制的建立。

首先，完善立法是建设森林康养产业的重要一环。国外一些发展相对成熟的国家，已制定了与森林康养相关的法律法规。这包括针对森林康养的法规和文件，如韩国的《森林文化 · 休养法》以及日本的《山村振兴法》《环境教育等促进法》等。

其次，系统政策支持尚需加强，包括金融支持政策的出台和财政政策的制定。这涉及金融支持方面，需要探索不同模式如特许权投资和融资模式（BOT）、公私结合的合作模式（PPP），鼓励社会资本投入森林康养产业。同时，财政政策需要制定资金扶持政策，并进行动态管理考核，以确保扶持资金发挥效用。

此外，建立准入机制也是重要措施，即早期出台相关标准以促进规范有序发展。产业发展初期的规则和方向对于产业的发展至关重要。因此，对森林康养产业的准入标准的建立和实施至关重要，应根据产业前景和经验教训，确立规范发展的路径。

尽管学者们提出了一系列建议，但目前我国在森林康养产业的制度建设方面仍较为薄弱。尚未有系统的研究与完整的措施提出，因此政策和制度建设仍是这一领域亟待加强的方面。当前的森林康养项目大多基于养生理念，虽然公众对森林浴等名词已有所了解，但是受限于制度建设、理论支撑、专业水平等方面的影响，难以提供真正优质的服务产品。

因此，在政策层面，需要进一步加强系统性研究，制定更全面、系统的政策框架，并结合实践不断完善，以推动森林康养产业的健康、规范和可持续发展。

2. 绿色发展研究动态

（1）绿色发展研究内涵

绿色发展的概念源自对环境问题的日益关注，是一种以可持续发展为导向的发展理念。该理念强调在经济增长的过程中，不仅要关注经济增长本身，还要注重对环境、资源的保护和可持续利用。从学术界和研究者的角度来看，绿色发展的内涵主要聚焦在三个方面。

第一，绿色发展强调在经济增长中引入绿色产业和技术。这意味着在经济发展的过程中，应发展绿色产业、采用低碳技术和能源，推动资源利用效率的提高，以降低对环境的负面影响。

第二，节约资源和生态保护是绿色发展不可或缺的要素。这包括资源的合理利用、减少浪费，以及积极保护生态系统，以维持地球的生态平衡。

第三，绿色发展追求遏止生态系统的恶化，同时平衡代际和代内公平，促进可持续发展。这意味着我们要保护环境、资源和生态系统，不仅是为了当代人，也是为了后代人的利益。同时，绿色发展也注重不同社会群体之间的公平，使得每个人都能分享发展成果。

绿色发展的概念涵盖了经济、环境和社会的全面发展，着眼于平衡经济增长与资源利用之间的关系。研究者们通过强调环境友好型产业、资源节约和生态保护，试图构建一个符合可持续发展目标的发展路径，以促进经济的持续增长、人民生活水平的提高，同时减少对环境的破坏和资源的浪费。

（2）绿色发展实践研究

绿色发展的实践研究在中国从政策机制、具体区域实践和评测角度进行了探索。从政策机制方面,研究者强调了国际合作对发展绿色经济的重要性,特别是与发达国家和新兴市场国家的合作。此外,研究者提出了法治和政策工具的必要性,鼓励公众积极参与和技术创新,推动绿色发展。

在结合具体区域实践方面,研究者指出,绿色发展是解决地区经济与环境资源矛盾的必然选择。通过对武汉等地绿色发展的指标系统构建和综合评价,研究者提出了可行的实践路径和具体方式。

评测方面的研究主要是通过绿色发展指数和模型对国内省市的绿色发展情况进行评估。这些评测涵盖了竞争力、环境保护、资源利用等多方面的综合考量,旨在全面了解和评价地区绿色发展的现状。

总体而言,中国对绿色发展的研究涉及多个领域,如财政、金融、科技、消费、新型城镇化等。这些研究试图构建相关指标体系对绿色发展成效进行评测,但需要不断完善和深化这些研究,以更好地体现经济和环境之间的重要联系,以及绿色发展的价值和意义。

### (三)国外研究综述

人类与绿色环境的互动对健康和幸福有着深远影响。科学研究已证实,自然环境对人类大脑和身心健康有积极影响。自然环境中的互动能够增进幸福感、改善健康状态,并提升认知水平。这一理念并非新鲜事物,早在历史上就有人意识到自然对人类的重要性。例如,2500年前,居鲁士大帝为了提高居民的健康水平,在拥挤的城市中建立了郁郁葱葱的花园,为居民创造了宁静的环境。在16世纪,瑞士医生帕拉塞尔苏斯强调了自然治愈的力量,认为治愈的艺术来自自然本身,而非医生的医术。这些观点启发了国外的森林康养研究人员,促使他们对森林康养益处展开了深入研究。[①]

#### 1. 森林对人体健康的影响

森林对人体健康有着明显的积极影响。多项研究表明,接触森林环境对个体的心理和生理健康产生有益影响。在日常生活中,步行或停留

① 龚梦柯,吴建平,南海龙．森林环境对人体健康影响的实证研究[J].北京林业大学学报(社会科学版),2017(4):44-51.

在森林中能够降低个体的压力水平、减缓心率，并在一定程度上改善焦虑和抑郁等心理状态。具体研究发现，与在城市环境中相比，置身于植被茂密的环境中，人们血液中的氧合血红蛋白水平会显著提高，这进一步证明了植物对人体健康的促进作用。此外，实验还表明，长时间处于森林环境中会减少体内应激激素的分泌，这有助于减缓交感神经系统的活动，并促进副交感神经系统的活动，从而改善身心健康状态。总体而言，森林环境对人体健康产生积极的生理和心理影响，有助于降低压力、改善心理状态，提升整体健康水平。

2. 森林体验的意义

森林体验对个体具有多重积极意义。首先，这种体验具有治愈效应，能够在一定程度上缓解压力，有助于恢复和维持人类的天赋能力。此外，森林体验在孩童教育中具有意义，让孩子们对自然有深刻的认识和理解，培养他们的自然亲和态度，有助于激发他们的好奇心与探索精神。这样的教育也有助于培养孩子们在日常生活中所需要的技能和能力。同时，研究也发现，森林体验能够促进科学探索能力、自我控制能力和艺术表达能力的发展。这进一步证实了森林体验对人的全面发展和个人素质提升的积极作用。综上所述，森林体验对心理健康、教育、个人能力培养等方面都具有重要意义。

3. 国外森林康养制度研究

国外的森林康养发展相对成熟，但不同国家根据其资源环境的差异，采取了各自不同的发展模式。这些模式的核心均在于森林对人体健康的预防和疗养，强调森林休闲、旅游和文化。根据外文作者的研究，外部和过程特性的分析有助于更好地规划和管理森林康养活动。针对森林康养管理，整合社会需求和制定相关法律、有效准入体系，将社会需求整合到森林康养管理计划中，以合法化的方式实现整个森林治理，是非常值得我国借鉴的。

关于研究森林对人体健康的影响，国外的学者多采用实验的方法。这些研究结果显示，森林康养对人体的生理和心理健康有积极作用。

### （四）我国森林康养产业经济发展现状

#### 1. 国家级层面

近年来，我国在森林康养领域开展了一系列项目合作，其中与德国、日本、韩国等国家的合作备受关注。国家林业和草原局（原国家林业局）在2016年7月公布了18个全国森林体验基地和森林养生基地建设的试点单位，这些地点主要分布在湖南、辽宁、广西、云南等省。这些基地的建设旨在提供系统化、专业化的森林体验或养生服务，其目标是拥有完善的基础服务设施、鲜明的产品特色、功能齐全的配套设施以及经过专业培训的员工。试点的建设过程致力于充分吸收国内外先进的理念和实践经验，积极吸引社会投资和技术支持，推动林业与体育、文化、医学等多领域的有机结合。自2016年以来，中国林业产业联合会评选出了共计233个“全国森林康养试点单位”，为推动森林康养领域的发展提供了重要的支持和指导。

#### 2. 地方各级层面

（1）北京市

2012年，北京市开启了森林康养工作，通过一系列举措，致力于推动和普及森林康养理念。这些措施主要包括：

首先，北京市在市内的林场和自然保护区建立了森林疗养基地、森林体验中心和文化示范基地。这些地点提供了多样化的服务，涵盖休闲疗养、森林体验、自然教育和科技展示，吸引了各界人士，包括学生、家庭和专家学者，共计1.2万多人次参与体验。这项工作还接待了来自国内外80多批考察团队，共建设了3个森林文化示范基地。

其次，北京市着重开展了培训和国际交流。他们派遣工作人员前往日本、德国等早期开展森林康养的国家进行学习，引进了韩国、日本和荷兰等国的相关理念。北京市还通过邀请来自韩国、巴西、美国以及中国广东、甘肃、重庆、香港等地的专家参加森林论坛，进行了深入交流。另外，北京市启动了自然讲解师培训计划，推动了森林疗养师职业资格考试，并编写了相关培训教材。

最后，北京市通过举办约300场次的森林文化品牌活动，加强了对森林康养理念的宣传。这些活动吸引了近10万名公众踏入森林，亲身体验并感受森林环境，从而加深对森林康养的了解和认知。

这些举措充分展现了北京市对森林康养工作的投入和努力。通过多方面的工作，包括基地建设、国际交流和广泛宣传活动，北京市致力于推广和普及森林康养理念。

（2）四川省

四川省作为一个拥有丰富森林资源的地区，近年来在森林康养领域开展了多项举措，推动了该行业的快速发展。

首先，该省成立了一个包含24家本土企业的联盟，旨在汇集地方资源和实力，共同推进森林康养领域的发展。

其次，四川省举办了一系列论坛、培训和研讨会，成立了专业委员会，如四川生态康养暨森林康养指数研讨会、康养胜地推介会暨生态康养产业论坛、森林康养年会等。这些活动旨在促进行业内交流、研讨，并提升从业人员的专业能力。

最后，四川省启动了实证课题的研究。这表明他们重视对森林康养相关议题的深入探讨和科学研究。

截至2017年年底，四川省已评定了147个森林康养基地和269个森林康养人家。此外，还设立了100多个森林自然教育场所和32个青少年森林自然教育基地。在森林康养步道方面，超过1000公里的路线已建成。这些举措和成果吸引了国内外超过300批次、总人数超过3000人的考察、交流和合作团队前来四川省。

这些举措表明，四川省在森林康养领域非常积极，通过基地建设、论坛交流和实证研究等多项活动，推动了森林康养事业的蓬勃发展。

（3）湖南省

湖南省自2012年在森林康养领域开展了一系列重要举措。

首先，他们建立了湖南林业森林康养中心，为该领域的发展提供了机构上的支持与依托。

2012年，湖南省林业厅在宁乡县建设了湖南省青羊湖国有林场，作为森林康养基地的首选选址。此举可视为省级森林康养基地建设规划的开端。同时，在湘西红枫谷也启动了森林康养中心的建设工作。

目前，湖南省还成立了专门负责森林康养发展的领导小组，并注册了省级森林康养协会。这些行动和组织的建立意味着湖南省对森林康养领域的重视，为其发展提供了良好的机制和支持。

这些举措表明湖南省已经着手在森林康养领域制定战略规划，并建立了相应的管理和领导机构，为该领域的发展打下了坚实的基础。

（4）浙江省

浙江省在森林康养领域取得了显著的成就。数据显示，全省有超过60个县市区的15万人直接从事森林康养业经营活动。这些努力与投入在2016年的产值达到了1000多亿元。

以温州市为例，该市的林业旅游和休闲总人数从2016年的808.97万人次上升到3082万人次，增长率高达281%。同期，林业旅游和休闲产业的总收入也从17.11亿元增加至95.95亿元，增长率达到461%。这显示出浙江省尤其是温州市在森林康养产业方面取得了显著的成果。

特别值得关注的是，森林休闲养生经营净收入以及务工纯收入在农村居民总收入中所占的比重也在不断提升。这表明森林康养产业在增加当地居民的收入方面发挥着积极的作用，对推动经济增长、改善生活质量具有显著的影响。

（5）贵州省

2017年，贵州省在发展森林康养相关产业方面取得了重大进展。首先，省级政府获得了600亿元的资金用于支持和推进森林康养产业。这预示着对该产业的重视和大力支持，为相关项目的开发和运营提供了资金保障。

此外，贵州省主办了贵阳国际生态论坛，其中设立了专门的森林康养分论坛。在这个论坛上，业内专家和相关代表就森林康养产业发展所面临的国际趋势与历史机遇展开了深入对话和交流。这种专业性的讨论有助于梳理产业发展的方向和未来趋势。

另外，该论坛还着重推介了贵州省内两个项目，分别是梵净山和习水县生态家园森林康养项目。这些项目的推介不仅有望成为未来森林康养的试点基地，还将在实践中探索和展示森林康养的潜力和可能性。

贵州省通过大额资金的筹措、举办国际生态论坛和设置森林康养分论坛，并对具体的森林康养项目进行推介，表现出对森林康养产业的重视，并为该产业未来的发展奠定了基础。

从总体上看，我国的森林康养产业正处于初步发展阶段。尽管已经采取了一系列有益举措，如专家队伍的组建、国际合作、专业组织的成立、调研和培训等，然而，整体发展受政策和经济等因素的影响仍较为显著，尚未实现全面大规模的推广。这一行业在不断探索中，仍需要进一步完善政策，以推动其在全国范围内更广泛和深入的发展。

## 二、森林康养产业制度构建对策

### （一）我国森林康养产业制度构建现状

目前，我国的森林康养产业尚未有专门的法律法规支持，这主要是因为该产业相对于森林旅游等相关行业的发展时间较短，尚未得到充分重视，也反映出我国法律滞后于经济社会发展的现状。

针对森林康养，国家、各部委、省市政府发布了一系列政策文件和相关标准，其中大部分提到发展森林康养、森林养生、森林体验项目。这些政策鼓励以国有林场、森林康养基地为主体，利用自然景观等优势，开发各种森林康养产品，并创建康养品牌，致力于构建综合的森林康养产业体系。

一些政策明确了发展森林康养的目标，例如四川省提出了康养基地、年服务人数和年综合收入等具体奋斗目标。此外，有些政策还补充了后续政策，例如湖南省提出要完善投融资政策、加强基础设施建设，而四川省则为本地森林康养基地提供了贷款贴息、补贴等支持政策。

当前相关的标准共有10项，其中行业标准有3项，国家标准为0项，地方标准为7项。这些标准主要涵盖了森林康养基地的质量评定、技术规程、建设规范等方面。例如，四川省的地方标准就涵盖了康养基地的基础设施、资源条件等方面的具体规定。

总体而言，尽管目前针对森林康养的政策和标准在不同地区陆续出台，但是仍需要制定更为全面和系统的法规来支持这一新兴产业的健康发展。

### （二）我国森林康养产业绿色发展制度构建存在的问题

#### 1. 法律规章层面

（1）法律体系不健全

目前，我国森林康养产业领域的法律体系存在不完善和不足的问题。整体法律规范相对缺失，缺乏涵盖森林康养产业的总揽性法律，也缺乏部门性规章的补充。这种不完整的法律框架导致一些基本理念无法得到明确体现，而一些支持产业健康发展的法律制度未能建立。

法律体系的不完备影响了森林康养产业的绿色发展。由于缺乏专门针对森林康养的法律支持，导致在产业发展过程中存在着不清晰、难以界定的问题。例如，森林康养产业面临着广泛的治理问题，但各部门之间缺乏明确的界定和监管职责。缺少相关法律支持，也使得国家和地方政府难以制定与之相适配的具体实施条例和规章，这可能导致森林康养产业的无序发展或发展受阻的情况。

综上所述，缺乏全面、健全的法律支持和监管框架是当前我国森林康养产业面临的重要问题。建立全面的法律规范和健全的法律体系是促进该产业可持续健康发展的关键所在。

（2）后续政策缺失

当前，森林康养产业的发展受到一系列后续政策问题的制约，主要体现在市场准入制度和财政政策方面。首先，市场准入制度仍停留在文件指导层面，政策的执行难以得到有效保障，存在着潜规则和隐性设置条件，制约了企业对市场准入条件的了解。地方政府口头表示欢迎投资，然而具体项目的执行条件和政策限制却不够透明，增加了企业的风险和市场准入的难度。

其次，财政政策问题也制约了森林康养产业的发展。国有林场等在发展过程中面临着融资问题，资本市场不够完善，缺乏直接融资渠道。因金融机构对其支持不足，企业内部资金无法满足发展需求，需要通过外部融资渠道。然而，由于治理结构不合理和抵押物不足等问题，国有林场难以从银行获得贷款。

这些问题导致了森林康养产业的发展受到限制，市场准入不透明和融资困难使得该产业在发展中面临不确定性和障碍。解决这些问题需要政府和有关部门加强政策的制定和执行，建立更清晰的市场准入制度，同时优化金融支持，提供更多融资渠道，以促进该产业健康、持续发展。

（3）标准不完善

当前我国森林康养产业的标准体系存在不足，这成为制约其健康发展的一个重要原因。一方面，在准入标准方面，相关标准缺乏细化和量化，缺乏明确的审核流程和完善的准入机制。国家康养旅游示范基地标准等过于简单和宽泛，无法准确反映基地实际情况，缺乏实质性的规范作用。此外，缺乏全面的森林康养基地建设标准，设计标准不够细化，缺乏对基础社会建设的有效规划。另一方面，这些标准在内容量化程度方面不足，部分标准过于笼统，缺乏可量化的指标，导致在审核和管理时难以具体执行。

最后，《国家康养旅游示范基地标准》（LB/T 051-2016）、《森林体验基地质量评定》（LY/T 2788-2017）、《森林养生基地质量评定》（LY/T 2789-2017）等作为国家部委出台的相关标准，其规定比较宽泛，很多只是泛泛而谈。《贵州省森林康养基地建设规范》（DB52/T 1198-2017）中涉及森林康养基地设施安全方面的内容比较翔实，但由于其归口单位是贵州省林业标准化技术委员会，同时只是推荐标准，没有一定的强制性，在制定过程中又没有相关法律法规作为其依据，从而使其执行力不够，无法真正发挥作用。

综上所述，标准不完善是我国森林康养产业发展不健全的原因之一。增强标准的细化、量化以及强制性，需要政府和有关部门进一步改进和完善相关标准，以促进该产业的有序发展。

2. 行为规范层面

目前，我国森林康养产业的中心发展地带集中在国有林场、林区和森林公园。这些地点作为代表，呈现出森林康养产业在我国发展的典型特征。可通过对国有林场等区域的分析，深入了解我国森林康养产业的核心发展实体。

（1）社会责任感待提升

近期针对国有林场的研究发现了多个问题。首先，林场员工的社会责任感不足。这种现象主要归因于国家政策强调控制对天然林的采伐，导致林场收入减少，员工福利待遇下降。同时，部分国有林场不在国家事业编制内，缺乏劳动福利、报酬待遇，财政资金大部分用于生产经营，而非员工薪酬等。工作条件恶劣，与劳动强度不成比例。由于编制缺失和工作条件不佳，林场无法吸引技术人才。

其次，深山老区地理条件恶劣，社区经济发展缓慢。林场主要关注短期经济收益，缺乏中长期规划，未能对地区经济和环境做出有效改善。由于禁止采伐政策的实施，导致员工无活可干，且安置问题难以解决。员工处于偏远环境，与外界沟通少，缺乏新技能学习机会。

再次，原来承担管护、培育任务的林场现在转向生态建设。然而，因自主经营权缺失，林场无法根据市场需求进行生产，导致资源配置效率不高，经营活动收益低，税收贡献较少。

同时，林场生态环境方面存在问题。一部分林场无暇顾及森林可持续经营，一部分缺乏长期规划能力，还有一部分尽管制定了方案但未执行。

最后，国有林场在向消费者提供绿色产品方面，信息不准确，定价不合理。这些问题需要解决，以确保国有林场的社会责任感和经营管理水平得到提升。

（2）内部规范待完善

在长期的国有林场改革进程中，强调承担责任是至关重要的。这些国有林场深受计划经济的影响，面临着许多挑战。长期实施的统一分配制度导致部分员工缺乏工作积极性。这些国有林场的管理者经常滥用权力，采用行政手段进行人事任命和专业评定，未能建立有效的激励和监督机制。因此，严重的论资排辈问题出现，许多员工表现出被动的工作态度，缺乏学习新技能的动力，并且倾向于应付工作。此外，某些员工持有物质至上和享乐主义的心态，导致工作积极性和主动性不足，缺乏远大的理想和目标。

为解决这些问题，国有林场需要全面改革，优先调整人事制度和组织结构。强调加强内部管理是至关重要的，以推动这些国有林场朝着更加健康和可持续的方向迈进。

（3）资格资质认定不规范

不同的评价体系将对森林康养产业的未来发展产生重要影响，直接影响企业的效益和发展方向。评价标准的科学性和可行性对产业的健康发展至关重要，也对国家经济的长远发展产生一定影响。因此，建立科学、公正、可行的森林康养产业评价体系是促进该产业健康和可持续发展的关键支持和保障。

建立森林康养产业评价体系，首先，需要关注评价的维度，如企业的资质、经营绩效、规模、社会声誉等；其次，需要明确评价的主体，包括行业协会、消费者和相关政府部门等；最后，需要明确评价的标准。目前，森林康养产业的评价主体主要集中在政府部门和行业协会，评价主体相对较少。

3. 文化认知层面

在中国，森林康养的发展尚未得到充分重视，仅有约三分之一的省级区域开展了森林康养项目，其中重点发展的地区更是寥寥可数。某些地方政府部门对森林康养产业在国民经济中的重要性认识不足，因此未能给予足够的关注和支持。这导致服务理念的缺失，限制了相关商业信息的及时获取，并阻碍了森林康养产业的绿色发展。

国有林场在改革发展中取得了一定进展，然而由于认知不足，依然存在发展目标不明确的问题。某些林场的经营理念不够明确，较为经验主义，提出的改进措施难以得到有效实施。森林康养产业的发展需要结合林场自身资源条件，具备独特性和吸引力，避免盲目照搬，缺乏特色。

尽管森林旅游的参与度呈逐年增长态势，但仍不及全国旅游总量的三分之一。大部分游客对森林康养了解有限，仅作表面式的游览，而参与体验性项目的游客相对较少。此外，对于森林康养治疗现代人常见的生理和心理疾病，许多患者仍倾向于传统治疗或默默忍受，缺乏利用森林康养手段改善健康的意识。

### （三）我国森林康养产业绿色发展管理制度规范生成对策

#### 1. 强制性制度构建

依据森林康养产业的特点，对相关法律法规和政策规章进行健全完善是必要的。各相关部门需要加强监督管理，公开监督管理制度，并提升监管人员的素质，强化监管行为的规范性。这包括针对生态破坏等问题制定严格的惩罚制度，以及加大力度保护生态环境的市场监管制度。

另外，对于标准方面的完善，重点在于进一步精细准入标准、建立完善的标准体系，量化标准内容并强化标准的强制力。准入标准应分类细化，针对不同规模和类型的森林康养基地，快速制定适用的实施规则。标准体系应涵盖各种类别，修订不完善之处，保障标准的可行性和准确性。要避免模糊表述，强调规定的具体、可操作性内容。政府还需要合理规划并建立监督服务网络，推动统一的监督检验机构的建立，以确保标准的实施和执行。

这些改革将有助于构建强制性制度，增强法律法规和政策规章的有效性，从而推动森林康养产业健康、有序发展。

2. 非强制性制度构建

对于森林康养产业的非强制性制度构建，关注融资制度、税收政策以及政府扶持政策是至关重要的。

首先，针对融资制度，需要建立适应森林康养产业特点的融资体系，并拓宽融资渠道。这需要政府制定支持政策，包括风险防控体系的建立，以支持该产业的发展。

其次，对税收政策的调整也是必要的。政府可以给予一定的税收优惠，以鼓励森林康养产业的发展，并降低其成本。这种优惠政策需要与国家财政现状相结合，以最大程度地促进产业的绿色发展。

最后，政府扶持政策方面，需要提供全方位的支持和管理服务，包括资金、技术、人才、信息等方面。通过完善税收和财政政策，加大资金投入力度，以及制定相应的产业融资扶持政策，政府可以有效引导森林康养产业的健康发展。同时，完善市场竞争体制和相关准入法规，加强市场监督管理，以创造良好的竞争环境。

这些措施将有助于优化森林康养产业的发展环境，从融资、税收和政策扶持等方面促进其绿色和可持续发展。

### （四）我国森林康养产业相关利益主体社会关系层面构建对策

1. 森林康养关键利益相关者利益诉求分析

在森林康养产业中，利益相关者的诉求和关联被认为是至关重要的。分析表明，关键的利益相关者包括政府部门、国有林场、投资商、游客、林场工作人员和社区居民等。

政府与国有林场之间的关系体现为双重身份。政府希望森林康养产业优化产业结构、促进关联产业发展、增加就业机会并贡献更多税收，同时实现国有林场林业资源的保全价值。国有林场须遵守法律、纳税有序，积极配合政府的要求。另外，林场工作人员则关注报酬、工作条件、稳定的工作和参与决策监督。

社区居民期待基础设施建设、就业机会、经济收入水平提高和林场生态保护，而林场对社区的发展有着重要影响，需积极参与社区建设和开展支持活动。消费者希望更好的基础设施、降低消费费用、高质量服务和产品、安全保障，他们的要求不仅局限于产品质量，还在乎服务质量。投资商关注回报、长期发展、形象和决策权。为了提高资金偿还能力和经济效益，国有林场需厘清债务情况，利用国家政策和多种途径拓宽融资渠道。

综上所述，不同利益相关者的需求不同，但彼此关系紧密。国有林场需要在发展中平衡各方利益，以实现可持续发展和共赢局面。

2. 森林康养社会关系构建配套政策与措施

在森林康养产业的社会关系构建方面，政府扮演关键角色。政府的职能包括履行立法、规划、协调和投资，并致力于维持社会秩序和促进区域均衡发展。政府的规划不仅限于基地发展目标制定，还包括资源开发、环境保护和社会发展的宏观统筹协调。在利益相关者之间的协调方面，政府需使各方在利益观上达成一致，以实现整体效益的最大化。这要求政府向各利益相关者传达可持续发展理念，引导其认清所处地位、担当社会责任。

政府也代表国家行使资源所有者的权利。在对森林康养产业的投资方向上，地方政府需要正确把握，包括社会公益性、基础性项目、市场宣传等，促进地区整体形象的提升，推动地区社会经济的发展。此外，配套建设方面主要涉及救济制度、监管制度和国有林场管理部门职能的构建，以解决合同纠纷、监督管理和管理职能的问题。

构建和谐社区的机制包括观念支持、决策协作、学习培养和利益分享机制。国有林场需要与社区深入融合，依靠社区支持，并加强思想宣传工作，促进社区对林场开发的正确认知并积极投身其中。决策机制、合作机制和日常协商制度则允许利益相关者参与决策，共同讨论解决方案。培训活动可以加强社区居民的文化认同感和参与意识，同时，为社区提供康养服务和设施的支持，增加公益支出有利于建立良好的互动关系。国有林场在经营管理中可以优先录用本地居民，支持社区建设，创造就业机会，推动当地经济发展。

这些政策和措施致力于创造更和谐的社会关系，使利益相关者之间形成共赢局面，从而推动森林康养产业的持续和健康发展。

（五）我国森林康养产业价值体系构建对策

1. 政府管理者价值目标的构建

首先，在意识形态方面，政府需要认真贯彻党中央国务院关于促进森林康养产业绿色发展的文件精神。这包括尊重市场规律，发挥政府作用，将绿色发展理念贯彻在经济发展中，并推广普及。这是确保经济健康、可持续性发展的重要举措。尽管传统发展模式对部分人的利益有所影响，但政府强制推行绿色发展理念是必要的，这有助于保证国家经济发展战略规划的科学性，并规范国民行为，推进低碳、循环和可持续发展。

其次，在社会舆论方面，政府需要进行有针对性的宣传。这包括推广森林康养产业的绿色发展理论，宣传相关政策法规，并强调该产业在市场经济和国民健康中的重要性。此外，表彰先进典型有助于形成良好的社会舆论氛围，促进产业绿色发展。

最后，要重视绿色价值观念的建立。在全球范围内，人们对绿色发展的重要性有了更深的认识。改变传统观念，接受新的人和自然和谐共处思想，是践行绿色发展价值观念的关键。这不仅是生态和经济问题，更是政治和国民思想问题，需要政府积极主动地推动，才能创造更加可持续的未来。

总体来说，政府管理者需要在意识形态、社会舆论和绿色价值观念等方面进行综合推动，以实现绿色发展理念和森林康养产业的可持续发展，促进社会经济的进步。

2. 产业服务者价值取向的构建

构建产业服务者的价值取向在林场管理中是至关重要的，涉及文化建设、企业家精神的培育以及森林康养文化价值体系的构建。这些方面包括管理者价值观的引领、员工培训的实施、道德建设的强调以及生态伦理观念的灌输，对行业的发展具有深远影响。

首先，林场文化建设所涉及的内部文化塑造对于整体管理和组织效能至关重要。鼓励每个林场发掘和弘扬自身独特的文化内涵，这将提升员工的归属感和参与度，进而激发工作动力，提升服务水平和创新能力。培训和内部文化强化对于确保员工对文化价值观念的充分了解和认同至关重要，这将为林场的共同文化价值体系的建立提供支持。

其次，培育适应经济发展需求的企业家精神至关重要。这需要鼓励创新行为，并设立相应激励机制以激发员工的积极性。同时，道德建设对创造诚信环境和建立良好管理者形象至关重要。

最后，构建森林康养文化价值体系对生态环境和可持续发展具有重要意义。此举旨在将森林康养理念融入整体价值观中，强调人与自然和谐发展的必要性。这需要通过绿色教育强化环境、资源和生态伦理的宣传，以塑造正确的绿色发展价值观。深入研究森林康养概念，并结合本国文化传统，创立具有本土特色的森林康养文化体系。

总体而言，价值观建设、文化培育、创新精神鼓励和森林康养文化的价值体系构建对于产业服务者是不可或缺的。这些举措有助于培养员工的责任感和服务精神，促进产业可持续发展，并加强人们对自然环境和生态保护的认知。

## 第三节　阳光康养模式的发展与未来展望

### 一、阳光康养模式的提出

“阳光康养”模式是一种以提升人们身心健康为目标的创新发展模式，最早于2012年由攀枝花市提出。该模式旨在通过提供以阳光、自然、健康和休闲为特色的康养环境，促进个体身心健康与全面发展。攀枝花市早在2010年就开始设想并实施“中国阳光花城”的发展战略，致力于将城市打造成“中国阳光康养旅游城市”。这标志着在中国西部地区，攀枝花市率先将“阳光康养”作为城市发展的重要定位，并制定相关发展规划。

通过发布《中国阳光康养旅游城市发展规划（2012—2020年）》，攀枝花市将“阳光康养”产业推向快速发展阶段。并于2014年举办了首届中国阳光康养产业发展论坛，提出了建立“中国阳光康养产业发展试验区”的战略目标。这些举措旨在创建适宜阳光康养的环境，为康养产业的探索提供更为有利的环境。[①]

攀枝花市在与凉山州的合作框架协议中明确表达了两地共同致力于打造中国西部地区最佳的阳光休闲度假旅游目的地。同时，通过首次发布《全国阳光康养旅游目的地指标体系》，攀枝花市为各地发展阳光康养旅游提供了明确的考核标准和依据。

此举也获得了四川省委的支持，在其会议中提出将攀西经济区打造成"国际阳光康养旅游目的地"的目标。最近的"十四五"转型升级发展规划中，攀西经济区明确了要加速建设文旅经济带和阳光生态经济走廊，以塑造全球知名的阳光康养休闲度假胜地。

在政府政策的支持下，攀西地区成为"阳光康养"产业的倡导者和实践者，在康养产业的发展中取得了显著成就。其努力将阳光康养理念和实践推广至全国，提高了在国内外的影响力和知名度，为康养产业的进一步发展和推广树立了典范。

## 二、攀枝花市阳光康养产业发展的优势与短板

### （一）攀枝花市阳光康养产业发展的优势

攀枝花市在阳光康养产业发展中拥有多重优势。

首先，其独特的气候和环境成为突出优势。这个城市拥有宜人的气候，冬暖夏爽，处于南亚热带干燥河谷气候地带。年日照高达2700小时，无霜期超过300天，年均气温20.3℃。其森林覆盖率达61.85%，空气质量良好，PM2.5值常年低于35微克。这种气候和环境条件使得攀枝花成为理想的避寒、避暑、避霾胜地，同时当地的水果如芒果等成为旅游者钟爱的标志性产品。

其次，攀枝花市拥有充足的人才储备。2016年成立的攀枝花国际康养学院是攀枝花市培育康养产业人才的重要平台。该学院以医学护理为基础，开设了老年照护、康复理疗、健康养生、旅游康养、休闲运动、养老地产等康养相关专业。该学院的学生经过专业学习和培训，将为攀

① 龚静，游婧，岳培宇．攀西地区阳光康养核心竞争力的评价指标体系研究[J]．攀枝花学院学报，2022(4)：1-13.

西地区的康养旅游注入新的活力，促进康养旅游的良性发展。

最后，攀枝花市在康养产业上建立了自己的品牌。该市不断发展康养产业，并率先制定了相关地方标准。多年来，攀枝花市连续成为中国康养产业可持续发展能力强的城市之一，同时也是首批国家医养结合试点城市之一。“阳光康养”品牌已有一定知名度，而游客对攀枝花市现有的康养环境、设施、消费、产品和服务的体验满意度普遍超过60%，形成了良好的口碑效应。

### （二）攀枝花市阳光康养产业发展的短板

攀枝花阳光康养产业在其发展过程中也存在一些短板，这些因素制约着产业的进一步发展。

首先是资金、人才和土地等要素的不足。社会资本和政府投入不足以满足产业发展的需要，人才缺乏且素质不高。同时，对土地的需求也无法得到充分满足。

其次是“康养+”融合发展的深度不够。产业链的延伸和不同产业之间的融合发展进展缓慢，规模效应未能形成。大型企业和项目对康养产业发展的示范效应有限，康养产品开发不够充分。

再次是科技支撑不足。钒钛开发的关键技术有待进一步突破，“康养+工业”产品匮乏且产值不高。尽管攀枝花市拥有丰富的资源，但这一优势尚未完全转化为产品和经济优势。

最后是宣传推广不足。康养品牌的影响力有待提高，特别是对外来游客，尤其是年轻游客的吸引力尚显不足，限制了康养产业的进一步发展。

## 三、攀枝花阳光康养产业发展模式设计

攀枝花阳光康养产业的总体发展策略是紧密抓住成渝地区双城经济圈建设所带来的战略机遇，并以“高品质生活宜居地”为目标定位。该战略旨在发挥攀枝花市在康养产业方面的比较优势，集中精力填补发展中存在的短板，以构建全新的康养产业发展格局。这一策略的目的是将攀枝花市打造成为“国际阳光康养旅游目的地”和成渝地区阳光康养

度假旅游的“后花园”。[1]

基于不同的自然资源和发展特点，选取攀枝花市典型的康养项目，致力于打造一系列具有该地区独特特色的阳光康养产业发展模式。

### （一）阳光康养与田园综合体融合发展模式

“阳光康养”与“田园综合体”融合发展模式源于2017年提出的“田园综合体”概念，旨在支持农村建设、让农民更多地参与并从中受益。这一概念是一种创新模式，通过整合农业的多种功能，延伸产业链，将不同要素融为一体，包括农业综合开发、农村综合改革等。

攀枝花以其“阳光康养田园综合体发展模式”为例，通过在适宜发展田园综合体的乡村推进“田园综合体”发展，将阳光康养产业中养老、旅游等产业融入产业体系构建，与“田园综合体”相结合。这一模式推动阳光康养产业发展，以“田园综合体”为平台，促进两者相互融合，实现发展的良性互动。

举例来说，昔格达村作为“全国文明村”和攀枝花的“美丽乡村示范村”，提出了建设“康养田园综合体”的目标。通过发展生态绿色农业和农业观光旅游，推动“田园综合体”建设，从而促进阳光康养产业的发展。

### （二）阳光康养与旅居养老融合发展模式

旅居养老是老年人选择在城市行政区域以外的地方生活，形成结合了“旅游＋居家＋度假＋养老”的居家旅游养生度假方式，从而提升生活品质。在这种情景下，阳光康养资源对老年人具有极大吸引力，成为推动旅居养老模式发展的重要因素。以贤家村为例，它确立了“全权托管、加盟经营、联盟管理”的思路，引入康养运营机构老易养公司，托管了15家康养机构，实施统一标准和服务管理。目前，这些机构共提供超过1万张床位，每年接待来自成都、重庆、黑龙江等地的游客近10万人次，实现了“集体旅居”。在这一进程中，贤家村建立了长达2.3公里的

---

[1] 房红．攀枝花阳光康养产业发展模式与推进路径研究[J]．攀枝花学院学报，2023（3）：34-40.

康养步道，改善了村庄的风貌。未来，他们计划在47亩的规划用地上建设康养医疗设施和山地公园。贤家村荣获了多项荣誉，包括“全国文明村”“省级四好村”“四川省新农村建设示范村”“十百千”工程示范村、“四川康养村落”20强、“四川百强名村”和“四川生活富裕村”，成为旅居养老和康养旅游的示范性新村和“网红村”。现今，阳光康养产业已成为贤家村的第二大支柱产业。

### （三）阳光康养与少数民族特色文旅融合发展模式

少数民族特色文化具有其独特的原始性、民族特质、民俗传统、真挚纯正和独特异质性等特征。近年来，少数民族特色文化与乡村旅游相结合的产业发展模式，成为乡村旅游产业的重要发展方向，极大地推动了乡村旅游业的蓬勃发展。阳光康养产业与少数民族特色文化旅游相结合，有助于丰富阳光康养产业的文化底蕴，提升少数民族特色文化旅游产业的竞争优势，实现了相互促进、互惠共赢的良好效果。

在米易县新山傈僳族乡新山村的实践中，该村作为米易县唯一的傈僳族聚居村，拥有独特的气候特点：“一山有四季，十里不同天”，随着海拔升高，气候从温暖逐渐变为寒冷。除了梯田外，新山村还有着广袤的杜鹃花海、茂密的松林和苍茫的云海等景观。近年来，新山村依托少数民族特色文化与旅游相结合的发展模式，推动当地居民致富增收。投入800万元建设博物馆、傈僳族梯田和酒店等项目，提供300多个床位。村庄不仅实现了脱贫摘帽，还探索了阳光康养产业与少数民族文旅结合发展的新路径，成为备受瞩目的“网红村”。其所获得的荣誉包括“四川省最美古村落”“四川省首批民族文化生态保护区”“四川省文化扶贫示范村”以及“四川省就业扶贫示范村”，并入选了四川省传统村落保护名录。

## 四、攀枝花阳光康养模式未来展望

### （一）加快建设美丽宜居公园城，着力打造阳光康养目的地

#### 1. 规划发展

坚守高标准的规划要求，在生态和城市建设间建立有机联系。按照“公园城市、花园县城”定位进行规划，使县城管理符合5A级景区标准。规划以公园特色、生态元素和地方文化为基础，创立城乡融合、区域一体、多规合一的城市规划框架。

#### 2. 高质量建设

努力推进“城市双修”和公园城市试点项目。集中投资440亿元用于建设50个城市湿地公园、滨河景观、基础设施等重要项目。同时，创建城市精品工程，如24公里的安宁河生态河堤，以打造城市品牌，营造更有吸引力的环境。

#### 3. 精细化管理

实施“白天花园，夜晚灯光”工程。打造花道、花街、花园和花海“四花”景观，使城市呈现“一街一景”的美丽市容。建设全响应服务治理应急指挥中心，加强智慧城市管理，实现全域覆盖、全网共享、全时可用、全程可控的服务模式。同时，引入市场化运营和网络化管理，创建基层党建与社区物业管理相结合的“红色物业”服务品牌。

### （二）加快建设攀西钒钛资源创新开发试验区，着力打造全国纳米和新能源储能材料产业基地

#### 1. 传统产业转型升级

此举涉及全流程的钒钛和新材料产业，包括含钒钛机械制造。重点支持安宁铁钛、东方钛业等公司，鼓励其进行创新研发，特别是直接提取钒和生产特种钛合金等高端产品。这一策略的目的是完善整个钒钛

资源的综合开发利用体系，将钒钛产业推向价值链的中高端。

2. 新兴产业集聚发展

该战略聚焦前沿产业，着力推进磷酸铁、碳酸锂等钒钛优势项目，旨在打造完整的"储能材料—储能电池—新能源汽车"产业链。七星光电、一美能源科技在磷酸铁领域的产能已达6万吨/年，占全国总产能的40%以上。同时，新型储能材料的年产值已突破30亿元。

3. 服务保障的强化

为实现这一战略，着力加强产业招商、科技招商和政策招商。自2018年以来，已签约15个重要工业项目，总投资超过46亿元。通过实施"最多跑一次"改革，简化审批流程，使项目的审批时间压缩超过30%。此外，已建成专家楼和人才公寓240余套，吸引各类专业人才超过1500名。

### （三）加快建设国家生态旅游示范区，着力打造国际阳光康养旅游基地

加快建设国家生态旅游示范区，目标是打造国际知名的阳光康养旅游基地。其中，重点在培育康养经济业态上。以特色产业为支撑，当地已在安宁河流域建成占全国市场80%份额、年产名贵鱼类种苗20亿尾的鱼米阳光康养度假基地。此外，东方太阳谷以"太阳文化+花山果海+康养医院"为核心，以产业化种植、农产品深加工融合为主，攀西国际兰花谷以千亩精品兰花繁育观光为核心，枇杷生态园则以万亩枇杷标准化生产、观光体验为主。[1]

当地投入了3亿元来开发一系列精品旅游线路，如颛顼龙洞、杜鹃花海、米易傈僳梯田、海塔世外桃源、普威绿野花乡。同时，已建成6个旅游新村和108家乡村酒店，加速培育观光体验、运动健身、森林康养、养生度假等新业态。

当地致力于打造一个全时全龄全域的阳光康养旅游品牌。为此，在全国范围内持续开展了"清凉度假·在米易""深呼吸·在米易"系列推介活动，并成功将米易康养度假周期由之前的10月至次年4月延长

---

① 米易县：围绕"钒钛""阳光"谋发展[J]. 四川省情，2019（8）：56-57.

至7月至次年4月。米易县作为康养胜地的名片也越来越耀眼,已入围四川省首批天府旅游名县候选县名单。

## 第四节　温泉康养模式的高质量发展

### 一、温泉康养旅游的内涵

#### (一)温泉旅游

温泉旅游是一种以体验温泉、探索温泉文化为主题的旅游活动,旨在实现健康养生、休闲放松和度假休憩的目的。温泉旅游以其自然资源——温泉为核心。温泉旅游是一种特定形式的旅行。它符合旅游的基本特征,即非常驻的旅行和短暂停留引发的各种现象和关系的总和。此外,温泉旅游更侧重于身临其境的体验。游客通过亲身参与,获得身心放松的体验,同时在这一过程中感受温泉文化。

温泉旅游的核心价值在于展现温泉沐浴文化、养生文化、休闲文化和度假文化。旅行者在感受不同文化魅力时,不仅能滋润身体,还能洗涤心灵。

总体而言,温泉旅游以温泉自然资源为基础,以健康养生和领略温泉文化为目标,具备旅游的基本特征,并将单纯地享受温泉疗养提升到文化和精神层面,成为符合现代消费趋势的特殊体验活动。

#### (二)康养旅游

康养旅游是一种现代旅游活动,尽管在业界尚未确切定义,但其概念正在不断发展和丰富。这一概念最早由刘丽勤提出,而各种定义则强调康养旅游的目标是提升旅行者的身体素质。

根据不同来源的定义,康养旅游被描述为通过各种手段,如养颜健体、营养膳食、修心养性、关爱环境等,使人们在身体、心智和精神上达到自然和谐的优良状态的各种旅游活动的总和。另外，也有学者认为康养旅游是建立在自然生态环境、人文环境、文化环境基础上，结合观赏、休闲、康体、游乐等形式，以实现强身健体、修身养性、医疗和康复等目的的旅游活动。

总之，康养旅游作为一种新兴旅游形式，以健康为基本诉求，同时包含心理健康、快乐和幸福等要素，其概念会随着时间的推移和社会经济的发展而逐步丰富和完善。

### （三）温泉康养旅游

温泉康养旅游是一个多元且涵盖广泛领域的概念，其定义并不是固定的。温泉康养旅游主要以促进健康为目的，依赖温泉资源为基础，结合了温泉水、微气候、良好生态环境以及其他自然疗养因素。这一概念涵盖了温泉康养设施、相关服务设施以及专业服务，通过温泉体验、运动健身、营养膳食、健康教育、心理修养、文化活动、融入自然和环境保护等多种健康促进手段，旨在使人在身体、心智和精神层面达到自然和谐的良好状态。基于这样的定义，温泉康养旅游不仅仅是单一的温泉体验，它包括各种以健康为核心的温泉设施、活动、体验和产品。

## 二、中国温泉康养旅游发展历程

在改革开放前，温泉康养旅游相对较为被动。尽管古代中国有一些温泉地区被帝王、贵族用于疗养，但整体而言，温泉的康养效应并未被广泛关注。在中华人民共和国成立前，由于经济发展缓慢和社会动荡等原因，温泉主要被普通百姓用于洗浴和日常生活，重点在基本效果，而非康体疗养功效。这一时期温泉仅被宦官、贵族和上流社会人士用于疗养。

改革开放后，中国的经济迅速崛起，这使温泉康养得到了前所未有的发展。原本由政府资助的温泉疗养中心逐渐减少，取而代之的是越来越多的观光游客。人们逐渐认识到温泉康养的益处，产生了对温泉康养旅游的需求。原本的疗养院也进行了改革升级，从纯粹的疗养场所变成了提供观光体验的健康疗养中心，为游客提供更全面的服务。温泉康养旅游地的设施逐渐完善，娱乐设施、饮食服务、住宿场所也大幅增加，温泉康养旅游已经从单纯的疗养向现在的休闲娱乐型转变。

## 三、温泉康养旅游发展趋势

### （一）向休闲康养复合型温泉转变

中国的现代温泉旅游产业经历了几十年的迅速发展，不断演变和转型。这种转变源于人们生活水平的提高、精神层面需求的增加以及对健康养生的追求。从最初的休闲娱乐型温泉旅游，逐渐向休闲度假与温泉健康养生相结合的方向发展。这个转变不仅仅是单纯地模仿欧洲温泉康养的理念和技术，更是结合了中医的理念和资源，由具有意识、能力和资源的地方政府和企业共同推动。他们积极致力于使温泉旅游向更健康的方向转型。在这个过程中，中国温泉旅游不仅吸收了国外的经验，同时也充分发挥了自身的地域特色。

这种转变代表了温泉旅游不再仅仅是一种提供消遣和娱乐的场所，而是更加注重健康、养生、休闲的综合体验。这种综合体验包括了温泉康养、康体锻炼、心灵放松以及对中医养生文化的借鉴和融合。中国温泉旅游业在这一过程中不断发展，通过提供更多元化的服务，吸引着更多的游客，也为游客提供更全面的养生服务。

这个方向的转变，既符合当下社会对健康、养生和休闲的需求，也提供了更多与传统文化和自然相融合的机会。这不仅为中国温泉旅游业带来了新的商机，也为世界各地的游客提供了更全面、更丰富的温泉旅游服务。

### （二）“康养小镇+温泉旅游”模式兴起

“康养小镇+温泉旅游”模式的兴起标志着温泉旅游行业的深刻转变。这一模式代表着一个新兴概念的出现，即将温泉旅游与康养理念有机结合起来，为游客提供更加全面和个性化的服务体验。在这个模式中，温泉并非仅仅作为旅游的一个景点，而是被赋予了医疗、健康和康复的功能。

企业和投资者逐渐认识到温泉不仅仅是一种旅游资源，更是具有康养价值的天然资源。通过与中医馆、中医院等医疗机构合作，他们将温泉的医疗价值和养生效应结合起来，以创造更加全面的康养体验。这一模式不仅提供温泉体验，更着重于在医生的指导下泡温泉，结合个性化的康养需求，逐渐形成“康养小镇＋温泉旅游”模式。

各地的初步实践表明，这种模式正在得到积极的发展。比如，河北白石山的温泉康养小镇着重于健康生态旅游，将医疗、温泉休闲度假、山地运动、生态观光和文化体验相结合。类似的温泉康养小镇还包括潍坊市华安迪梦温泉康养小镇、绵阳市罗浮山温泉康养小镇等。这些地方结合了温泉资源，以医养文化为主题，引进国际先进的温泉康养体系，打造集温泉沐浴、中医疗养、休闲娱乐等服务于一体的高端温泉养生系统。这样的举措致力于为国内外游客提供更加完善和多元化的康养体验。

这一趋势也对当地经济产生了积极的影响，促进了当地旅游业和相关产业的发展。同时，它也为文化的传承和创新提供了机遇，使得传统中医养生理念与现代医疗技术相结合，为温泉旅游业注入了新的活力和内涵。

### （三）文旅融合下温泉康养旅游的发展

文化和旅游部的合并为中国温泉康养旅游带来了全新的发展机遇。文旅融合对温泉康养项目的生存和发展至关重要。在这一融合中，中国的温泉旅游业将不仅是提供康养和温泉体验，还提供以传统文化内涵为基础的全新体验，为游客提供更为综合和深入的体验。

在中国，一部分消费者选择前往其他国家如日本、韩国或地中海附近国家进行温泉旅游，原因在于这些国家独特的文化氛围和传统特色吸引了他们。中国温泉康养旅游的未来发展趋势，将围绕着建立以温泉康养旅游为核心的中国温泉文化体系展开。“医、养、文、旅”融合发展将成为关键，不仅是将康养和温泉旅游相结合，更需要融入中国当地的传统文化内涵和本土特色。

举例来说，白石山温泉康养小镇成功融合了当地民俗文化、特色生态农业以及中国汉唐建筑文化。通过“文化＋产业＋旅游＋生活”四位一体的方式，它深度挖掘历史和文化内涵，聚焦资源优势，创造出了一个融合了传统文化和现代康养理念的场所。结合当地的饮食文化，打造独特的温泉美食康养中心也是一个切实可行的发展方向。

这种文旅融合对中国温泉康养旅游业的未来具有重要意义。它不仅提升了温泉旅游的吸引力,也为游客提供了更加丰富、深入的体验,进一步促进了当地经济的发展。通过将传统文化与现代康养理念相融合,中国的温泉康养旅游将更具独特魅力,为国内外游客提供更丰富、多元的康养体验。

## 四、中国温泉康养旅游发展现状

中国温泉康养旅游在近20年来经历了高速发展,从最初的温泉汤浴逐渐扩展到温泉旅游、温泉度假和结合中医药、健康疗法等资源的温泉理疗等多种形式。

中国拥有丰富的温泉资源,主要分布在云南、广东、湖南、西藏、四川、福建、台湾、山东等地区,为温泉旅游的发展提供了坚实的自然基础。一些经济水平较高或旅游发展较为兴盛的地区,如云南、广州、上海等,已经开始探索温泉康养与温泉旅游相结合的模式,并开发了一系列温泉康养旅游项目。

举例而言,云南省拥有丰富的温泉资源,其温泉总数居全国首位。云南省提出了"旅游+医疗、运动、养老、生态"的发展模式,积极探索温泉康养的发展方向。类似地,广东省的香江健康山谷也是一个以健康为主题的高端温泉度假胜地,与中医机构合作,提供多种医疗中心服务。

此外,江西省的月明山依托富硒温泉,结合大健康产业发展的政策红利,不断推进温泉康养产业的转型升级。

尽管中国的温泉康养旅游项目正处于蓬勃发展的阶段,但仍存在一些挑战和问题。一些地方的温泉康养项目仍处于发展初期,基础薄弱,未形成系统的温泉康养旅游体系。此外,相关标准和规范的制定与落实也是亟待探讨的问题。

为进一步推动中国温泉康养旅游的发展,有必要加强各地区温泉康养项目的规划与建设,同时制定更完善的标准和规范。这包括系统性地研究温泉对人体健康的作用,并开发更多针对康养的个性化服务和项目。同时,政府与企业应加强合作,提高服务质量,为游客提供更丰富、个性化的温泉康养体验。

## 五、中国温泉康养旅游发展困境

### （一）市场不够成熟

中国温泉康养旅游市场目前面临一系列不成熟的问题。首先，尽管温泉康养旅游发展迅速，但整体上仍处于起步阶段，与其他国家相比起步晚、发展较慢。国内消费人群大多数集中于中老年游客，这导致市场局限。对温泉康养旅游的认知主要停留在冬季养生的范畴，而且对康养的认知局限于改善体质、获得健康的冬季调理，主要是中老年、亚健康群体希望减少冬季常见老年病的发生。这种传统认知限制了年轻人的参与，使得市场相对狭小。由于市场主要侧重于传统观念下的康养概念，年轻人对此关注不足。缺乏针对年轻人和更广泛群体的吸引力，使得市场需求不足，限制了温泉康养旅游的发展。

此外，在国际市场上，中国的温泉康养旅游尚缺乏足够的国际竞争力和吸引力。尽管国内拥有丰富的温泉资源和不断发展的康养旅游项目，但缺乏对国际游客的吸引力。

### （二）产品缺乏特色

中国温泉康养旅游产品面临着产品缺乏特色的挑战。当前的温泉康养旅游产品类型相对单一，主要局限于传统的医疗型、疗养型和康复型等几种类型。尽管现代温泉康养旅游涉及健康度假、健康旅游等多种类型，但中国目前的温泉康养产品多以“疗养＋洗浴”为主，主打“宾馆＋温泉”模式。有些温泉康养项目仅仅是设立了一些池子，缺乏多样化的产品形式。

部分温泉康养中心直接模仿国外如日本、韩国的温泉康养模式，但未结合中国的国情和传统文化，缺乏地方特色。在国内，各地的温泉康养产业同质化严重，缺乏差异性和独特特色。

### （三）企业运营困难

中国温泉康养旅游企业面临多方面的困难。首先，温泉旅游模式主要局限于休闲娱乐型,这是人们更习惯和接受的方式,使得转型为康养型旅游相对困难。尽管一些地区如广东、福建等已朝向休闲娱乐型转变,但转型并不是一帆风顺的。挑战来自顾客习惯的改变和市场接受度的不确定性。

另一个问题是中国人口众多,但只有约10%的人接触过温泉旅游。这表明温泉康养旅游在推广和普及方面仍有许多潜力和机遇。然而,地区之间的发展不平衡也造成了一些地区温泉康养旅游发展较为滞后。

缺乏标准和政策的指引也是一个困难。在温泉康养旅游领域,行业标准和规范尚未形成完善的体系,这给企业经营带来了一定的不确定性。同时,政策的支持和引导也是企业顺利经营的重要因素。缺乏明确的政策指引可能导致企业在发展中不确定因素较多。

### (四)消费思维局限

消费者对温泉康养旅游的认知和了解程度确实对该行业的发展产生了一定的影响。目前,大多数普通消费者对温泉康养旅游的认知仅限于温泉可以作为一种康体的手段,缺乏对温泉康养旅游更深层次的了解。这种认知不足反映在消费者对温泉康养旅游的内容、形式、益处等方面的了解不够全面。

加之,一些消费者对温泉康养疗效的认知不足以及对温泉行业的不信任,使得温泉康养旅游难以获得更大规模的发展。

### (五)专业人才缺乏

温泉康养旅游业的发展确实依赖于专业设施、先进技术和高素质的专业人才。在国内,尽管温泉康养旅游业有着广阔的发展前景,但存在着设施设备落后、技术水平不足以及本土专业人才短缺的问题。

这种问题的根源有几个方面:

#### 1. 教育与培训不足

在温泉康养旅游领域,相关专业课程和培训机会不够充足。这导致学生与从业者在现代化技术、管理方法和国际化视野方面的知识储备不足。加强针对该领域的教育和培训是提高人才专业水平的重要一步。

2. 科研和创新投入不足

缺乏针对温泉康养行业的科研和创新投入限制了新技术和方法的开发。这会导致技术水平的滞后和国际接轨的困难。政府、高校和企业可以加强合作，加大对该行业的科研经费支持，以推动技术创新和发展。

3. 人才流失和引进不适应

对外引进专业人才可能存在“水土不服”的问题，这可能是因为他们缺乏对当地文化、环境和需求的理解。同时，本土人才流失主要是由于缺乏发展机会。

## 六、中国温泉康养旅游发展对策

### （一）明确方向，走对道路

确立温泉康养旅游的未来发展方向是至关重要的。转型从休闲娱乐型温泉向更为综合的休闲康养复合型温泉发展，是中国温泉旅游业发展的重要策略。

1. 拓展功能

随着人们对健康、康养的重视，将温泉发展成更具康养价值的场所是未来的趋势。这包括康复理疗设施、专业保健服务、健康饮食和运动等。这种转变可以吸引更多关注健康生活方式的游客，从而开拓新市场。

2. 政策和资金支持

在国家层面，政府支持对于温泉康养旅游业的发展至关重要。政策的制定需要着眼于支持业内技术创新、人才培养，提供财政和税收激励，以及鼓励私人投资参与该领域的发展。此外，投入更多资金用于设施改善、技术创新和宣传推广也是必要的。

3. 制定规范和标准

设立行业标准和规范对于确保温泉康养服务质量至关重要。这包括温泉水质监测、服务标准、健康保障、安全措施等方面的标准化。这不仅可以提升行业整体水平,也有助于提高行业声誉,增加消费者信任感。

4. 扩大市场

推广温泉康养旅游,尤其是满足国内外不同群体的需求。针对老年人、康复人群、健康追求者等特定群体开发相应产品和服务。同时,国际市场的开拓也是重要方向,通过国际合作、推广和特色文化吸引外国游客。

总的来说,未来温泉康养旅游的成功发展需要行业主体、政府以及市场之间的密切合作。坚定的发展方向、有力的政策支持、质量规范和不断创新是实现这一目标的关键。通过全方位的改进和拓展,温泉康养旅游有望成为更具活力和吸引力的产业。

(二)创新改革,重视文化

中医文化与现代温泉康养旅游融合是一种具有前景的创新路径。将中医传统文化与温泉康养相结合,有望为中国温泉旅游业注入新的活力和增加竞争优势。

1. 弘扬中医文化

结合温泉康养,突出中医疗效。中医拥有悠久历史和丰富疗效,其理念与温泉康养在促进身心健康方面天然契合。通过中医疗法、推拿、针灸等传统疗法,提供更多康养服务,为游客提供身心疗愈的体验。

2. 开发中国特色温泉康养旅游地

建立集中医文化、温泉疗养、康复理疗于一体的综合性康养度假村或景区。这样的目的地可以不仅仅提供温泉浸泡,还能提供中医保健服务、传统文化体验、中医药膳、健身锻炼等,丰富游客的度假体验。

3. 创新旅游模式

开发“温泉旅游 + 康养小镇”“温泉康养 + 娱乐”“温泉旅游 + 运动”等多种新型套餐，提供更加多元化、丰富化的选择。结合当代娱乐产业，例如引入文化表演、康养讲座、传统手工艺体验等活动，丰富游客的休闲娱乐选择。

4. 加强文化推广和国际化宣传

通过线上线下宣传，强调中医文化与温泉康养的结合，吸引国际游客。推广活动、文化交流、特色节庆等活动有助于宣传中国温泉康养文化，提高国际游客的认知度。

将中医文化与温泉康养相融合是对传统文化的传承，同时也是对现代旅游业的创新和拓展。这种融合不仅能够赋予温泉康养独特的文化内涵，更能够满足现代人对健康、康养和体验的需求，为中国温泉康养旅游业的进一步发展带来新的活力。

5. 技术创新与服务提升

结合科技创新，例如智能化设备、健康管理系统等，提升服务质量和效率。提供个性化的健康方案，根据客人的需求和健康状况，量身定制康养服务。

（三）顺应国情，弯道转型

我国温泉旅游的地域差异、消费者认知度低等国情因素是企业在发展过程中必须考虑的重要因素。要顺应国情，实现温泉康养旅游的弯道转型。

1. 因地制宜，差异化发展

南北方和东西方在地理、气候、文化等方面存在差异，企业应结合当地的有利条件和特色，量身定制温泉康养产品。例如，南方地区温暖湿润，可发展清凉解暑、防暑消暑的温泉康养项目；北方地区气候寒冷，可以着重开发温暖疗养、舒缓关节疼痛的项目。这样的差异化发展可以更好地满足当地消费者的需求。

2. 提升消费者认知

温泉康养概念在国内尚未普遍深入人心，因此，企业需要积极向消费者介绍温泉康养旅游的概念、疗效和作用。这可以通过线上线下宣传、健康讲座、康养体验活动等方式进行。消费者了解康养知识后会更倾向于选择温泉康养旅游。

3. 弯道转型，稳健发展

温泉康养企业在转型过程中需要谨慎稳健。在扩展产品和服务线时，需根据市场反馈和实际需求，循序渐进，避免过快扩张而忽视品质。此外，弯道转型需要长期规划，灵活应对市场变化，持续创新以保持竞争优势。

4. 技术和服务升级

为了迎合不同地区的需求，企业需要不断提升技术和服务水平。这可能涉及温泉水质监测、康复理疗设施的更新、定制化服务等。通过技术升级和服务提升，企业能更好地适应国情和满足消费者需求。

顺应国情、认清消费者需求、差异化发展和提升服务水平是温泉康养企业实现弯道转型的关键。通过深入了解各地区市场特点和消费者需求，企业能够更有效地调整自身发展战略，实现稳健与可持续发展。

（四）加大宣传，普及知识

加大对温泉康养旅游的宣传以普及相关知识是推动行业发展的重要策略。下面是探讨的关键点。

1. 教育与宣传

通过各种渠道，包括传统媒体、社交媒体、专业讲座、康养论坛等，向公众普及温泉康养的益处和疗效。重点包括温泉水疗对健康的积极影响，如放松身心、缓解压力、促进循环和康复等。这种宣传教育有助于增加公众对温泉康养旅游的认可度。

2. 专业合作与权威认证

与专业机构、权威医疗机构合作，共同制定权威认证标准和评估体系。这些认证机构可以为温泉康养提供专业支持和背书，增加消费者对温泉康养的信任度。

3. 创新宣传方式

采用创新的方式和形式进行宣传，比如通过沉浸式体验、VR 技术、线上直播等，让消费者更直观地感受温泉康养的魅力。此外，结合当下热门的健康生活方式、健身运动，将温泉康养与这些趋势相结合，吸引更多年轻人群。

4. 品牌营销和案例展示

通过成功的案例和知名品牌的营销推广，让消费者了解温泉康养旅游的成功经验。成功案例的展示可以提升公众对温泉康养旅游的信心。

5. 政策支持与行业合作

政府和行业协会可以共同开展温泉康养旅游的宣传普及工作。政策支持可以提供更多资源和机会，而行业合作可以促进资源整合。

通过以上措施，可以促进公众对温泉康养旅游的认知和了解，增强其在国内市场的吸引力，进而调动更多人参与和体验现代温泉康养旅游，为行业发展打下坚实基础。

（五）引进技术，培养人才

1. 技术引进

西方国家在温泉康养方面拥有丰富的经验和领先的技术。引进其先进技术设备和管理模式，例如水疗设备、康复理疗技术、客户服务管理等，有助于提高我国温泉康养旅游的水平。

2. 学习国外经验

研究国外发达国家的成功案例和运营模式，可以帮助我国了解国际标准和最佳实践,为本土温泉康养行业提供借鉴和指导。

3. 开设相关专业课程

注重高校和教育机构在温泉康养旅游专业方面的培训和教育。为学生提供丰富的温泉康养旅游课程,传授管理、运营、技术、中医康复等方面的知识。

4. 建立研究基地和提供基金支持

与大学、研究机构合作,建立温泉康养旅游相关研究基地,为行业发展提供研究和创新支持。同时,设立专门的研究基金以支持相关研究。

5. 举办学术会议和交流活动

组织学术会议和交流活动,为学者、行业专家和企业提供互动和分享经验的平台,促进学术交流和行业发展。

通过引进先进技术,培养专业人才,结合国情与发展趋势,中国温泉康养旅游业有望实现跨越式发展,从而在全球范围内树立起更具竞争力和魅力的行业形象。

# 第三章

# 医养融合模式：机构养老与中医药康养策略

## 第一节　医养康养相结合的机构养老服务模式

### 一、医疗康养旅游概述

医疗康养旅游是指人们出于获得医疗、牙科或外科手术服务的目的而选择前往其他地方进行旅行。这种形式的旅游不仅在外出旅游的过程中寻求医疗服务，还期望能获得与本国相媲美甚至更高质量的医疗服务。这种旅游形式提供以医疗护理、疾病与健康、康复与休养为主题的服务。

医疗康养旅游的发展经历了两个重要阶段。最初，发达国家如美国、英国等借助先进医疗技术，吸引发展中国家患者到其他国家寻求医疗服务，并在此过程中体验旅游乐趣。随着时间的推移，发展中国家如印度、泰国等医疗技术水平的提高，使其成为医疗康养旅游的重要目的地。患者不再仅是单向流向发达国家，而是开始双向流动。这种变化的原因在于发展中国家医疗技术水平的提高，全球化使得信息获取更加便捷，交通便利性的增强，以及发达国家医疗费用昂贵和长时间等待的问题。

医疗康养旅游发展对经济产业产生了巨大推动作用。医疗康养旅游不仅仅需要医疗和旅游产业的协同发展，还涉及酒店、娱乐、医疗设备等相关产业的共同推进。为推动医疗康养旅游的发展，各国都出台了多项政策。例如，印度、泰国、日本、新加坡等多国制定了医疗康养旅游发展规划，将其作为国家重点发展产业。同时，针对医疗康养旅游者和从业人员，各国也采取了一系列支持措施，包括简化入境手续等措施。

作为全球第二大经济体，中国医疗康养旅游虽然起步较晚，但其发展势头不容小觑。政府先后出台了一系列政策法规推动医疗康养旅游的发展。2009 年，国务院在《关于加快发展旅游业的意见》中提出，要支持有条件的地区发展医疗健康旅游；2014 年颁布的《国务院关于促进旅游业改革发展的若干意见》指出，要推进整形整容、内外科等优势医疗资源面向国内外提供医疗旅游服务，同时规范服务流程和服务标准，发展特色医疗、疗养康复、美容保健等医疗旅游；2016年发布的《“健康中国2030”规划纲要》提出，要促进健康与养老旅游、互联网等相结合，同时设立海南博鳌乐城国际医疗旅游先行区等试点地区，以促进医疗康养旅游的发展，相关政策如表3-1所示。目前，我国医疗康养旅游的发展取得了一定成效，北京、上海、海南等地区均设立了医疗康养旅游目的地示范点。

表3-1　关于促进医疗康养旅游发展的相关政策

| 年份 | 名称 | 相关内容 |
| --- | --- | --- |
| 2009 | 《关于加快发展旅游业的意见》 | 培育新的消费热点，支持有条件的地区发展医疗健康旅游 |
| 2010 | 《关于进一步鼓励和引导社会资本举办医疗机构的意见》 | 放宽社会资本建立医疗机构的准入范围，促进非公立医疗机构健康发展 |
| 2013 | 《关于促进健康服务业发展的若干意见》 | 发展文化旅游，鼓励有条件的地区面向国际国内市场，整合当地优势医疗资源等发展养生、体育、医疗健康旅游 |
| 2014 | 《国务院关于促进旅游业改革发展的若干意见》 | 推进整形整容、内外科等优势医疗资源面向国内外提供医疗旅游服务；规范服务流程和服务标准，发展特色医疗、疗养康复、美容保健等医疗旅游 |
| 2016 | 《“健康中国2030”规划纲要》 | 促进健康与旅游、休闲等产业融合，催生健康新产业、新业态、新模式 |

## 二、中国医疗康养旅游发展优势

中国在医疗康养旅游方面具备独特的发展优势。首先，中国拥有丰富多样的旅游资源，地域广阔、气候多样，拥有壮丽的自然风景和悠久的历史文化，为医疗康养旅游提供了多样化的目的地选择。同时，中国拥有历史悠久的中医药文化和先进的现代医学技术，这为医疗康养奠定了坚实基础。

中国的中医药文化起源于古老的《神农本草经》，并在《黄帝内经》《伤寒杂病论》等医学经典的基础上逐步发展。中医理论注重整体性与系统性，通过中药、针灸、推拿等手段探求病因，强调阴阳调和以达到康复的目的。相比于西医，中医在慢性病治疗上有其独特优势。此外，中医强调增强体质、预防疾病，拥有丰富的养生保健方法，如针灸、拔罐、刮痧、推拿按摩以及药膳等。

除中医外，中国还有少数民族医学，如藏医学、蒙医学、维吾尔医学等，针对特定疾病有独特疗效，例如藏医学在高原病、高血压等方面有显著疗效（表 3–2）。

**表 3–2　民族医学**

| 民族 | 擅长治愈病种 |
| --- | --- |
| 藏族 | 高原病、高血压、中风、肺心病、风湿病、肝胆病、肠胃病 |
| 蒙古族 | 骨伤、脑震荡、白血病、牛皮癣、甲亢 |
| 维吾尔族 | 心血管病、胃肠病、男科病、白癜风等 |
| 瑶族 | 肿瘤（如肺癌、肝癌、胰腺癌）和红斑狼疮 |
| 傣族 | 胃肠病、食物中毒、关节病、妇科病 |
| 苗族 | 妇儿科疾病、骨伤、虫咬蛇伤、皮肤肿疖、瘴岚秽浊 |

中国的现代医学也在不断发展。部分医疗机构正在尝试将中医与现代医学技术相结合，如运用现代材料科学、电子科学等高科技手段实现了中医的现代化。中国在心血管病治疗、微创手术等领域已达到国际化水平。

中国相对低廉的医疗服务价格、安全的国内环境和发达的交通网络，也在一定程度上促进了医疗康养旅游的发展。这些因素使中国成为一个潜力巨大的医疗康养旅游目的地，具备发展医疗康养旅游产业的优势和潜力。

## 三、中国医疗康养旅游发展困境

### （一）政府层面

医疗康养旅游在中国发展的现状确实存在一系列问题，主要涉及政府层面的法律法规、行业标准、政策支持和示范区等方面。

首先，缺乏专门的法律条例对医疗康养旅游行业予以规范，导致在行业发展和服务提供过程中，医疗机构、旅游中介之间的责任划分模糊不清。因此，制定专门的法律法规势在必行，以明确各方责任、保障消费者权益，确保行业的可持续发展。

其次，缺乏明确的行业标准，从业人员的资格认定、目的地的评判、协助机构的评价等都需要统一标准。这些标准将有助于提高行业的整体素质，让消费者更加信赖和了解所选择的医疗康养旅游服务。

再次，缺乏支持政策。政府支持政策对医疗康养旅游的发展至关重要，虽然国家出台了一些支持政策，但在适用范围和内容上尚有不足。类似其他国家将医疗康养旅游视为国家支柱性产业，积极制定全面支持医疗康养旅游发展的政策将对行业长远发展起到积极作用。

最后，医疗康养旅游行业示范区的体量相对较小。这些区域大多集中在大中城市，较少地区明确发展医疗康养旅游。要进一步拓展示范区的范围，提高其服务水平和吸引力，以满足日益增长的医疗康养旅游需求。

### （二）企业层面

在中国的医疗康养旅游领域，企业层面存在多方面的问题影响着行业的发展。这些问题包括专业人才不足、企业品牌影响力不高、企业过分夸大宣传、行业发展不均衡、国际认可度低、产品性价比不高以及医疗服务供给不足等。

首先，业内专业人才不足，导致医疗康养旅游行业在综合性和专业性上受限。虽然有从旅游、医疗等领域转入的人员，但行业仍需具备综合性技能的专业人才，如医师、护理员、管理人员等，以推动行业发展。

其次，中国医疗康养旅游尚未建立国际知名品牌，与其他国家相比，缺少明显优势。对于国内企业而言，品牌的建设和提升需要更多的努力。

再次，企业存在宣传过分夸大的问题。有些企业为了吸引消费者，可能存在虚假宣传，这损害了消费者的利益和行业整体的声誉。

此外，行业发展不均衡，私立医院在提供高质量服务方面具备较大优势，但大多数高端医疗资源集中在公立医院，这限制了医疗康养旅游特色的展现。中国医疗康养旅游的国际认可度较低,仅有少数医疗机构通过了国际认证。这使得中国在国际上缺乏竞争力和认可度。产品性价比不高也是一个问题,相对于出境医疗康养旅游产品,国内的产品在各个方面仍有提升空间。

最后,中国的医疗服务供给不足,人口多、医疗资源有限,可能导致医疗康养旅游的发展受到一定限制,尤其是涉及国内的医疗资源配置和利用问题。

这些问题影响了中国医疗康养旅游产业的发展,需要政府、企业和行业协会共同努力来加以解决,以促进行业的健康发展和提升国际竞争力。

### (三)群众层面

中国医疗康养旅游在群众层面存在一些问题,这包括群众对医疗康养旅游认知度低以及对产品的信任度不足。

首先,大部分居民对医疗康养旅游的了解程度仍然较低。目前,该行业处于起步阶段,相关的宣传和教育不足,导致大多数人对医疗康养旅游的概念和益处了解有限。这阻碍了该市场的拓展和发展。

其次,对医疗康养旅游产品的信任度不足。一方面,旅行社等中介机构在推广产品时可能夸大产品效果,导致消费者对产品的真实效果产生疑虑。另一方面,媒体报道的医疗纠纷和医患问题也影响了公众对本国医疗康养旅游产品质量的信心。

这些问题都制约了医疗康养旅游市场的发展。增加公众对该领域的了解,同时建立更加透明和可信的产品信息传达机制,有助于提高公众对医疗康养旅游产品的信任度,并进一步拓展这一市场。

## 四、中国医疗康养旅游发展建议

### (一)健全法律法规体系

医疗康养旅游的发展离不开法律的规范和支持。建立健全的法律法规体系对确保医疗康养旅游行业的健康有序发展至关重要。

1. 医疗安全法规

医疗安全法规要求明确医疗机构和从业人员的资质和标准，以确保医疗服务的安全和质量，包括对医疗机构的资质认证、医护人员的资质审查，以及医疗设备和药品的合规性监管。

2. 旅游服务法规

旅游服务法规旨在确保医疗康养旅游的旅行社和服务机构提供的旅游服务符合一定标准，涵盖旅行社的注册和监管、旅游线路的审批、游客权益的保障等。

3. 合同与消费者权益保护

合同与消费者权益保护要求明确医疗康养旅游服务中的合同条款，规范消费者权益的保护机制，确保消费者享有信息透明度、合同公正性和权益保护。

4. 责任与纠纷解决

责任与纠纷解决要求明确医疗康养旅游中的责任划分和纠纷解决机制，保证服务提供者和消费者权益之间的公平。

5. 信息公开与公告

信息公开与公告则促进信息公开和透明，确保消费者可以获取到准确、全面的医疗康养旅游信息，以便做出明智的选择。

这些法律法规的建立需要充分考虑医疗康养旅游的特殊性，兼顾医疗和旅游两大领域的特点，以确保该行业的安全性、专业性和可持续发展。同时，法规的定期审查和更新也是非常重要的，以适应不断发展和变化的行业需求。

（二）规范行业发展标准

规范行业发展标准是医疗康养旅游行业健康发展的基础，因为这涉及保障消费者的健康和安全，同时也关乎整个行业的声誉和可持续性。确立和执行明确的标准可以帮助提升整体服务质量，提升消费者信任度，同时有助于促进行业内部竞争和创新。

1. 标准内容

（1）服务标准：明确医疗康养旅游中医疗服务、康养服务、导游服务、餐饮服务、住宿服务等的要求，包括服务流程、服务内容、服务质量等。

（2）设施与环境标准：规范医疗机构、康复设施、度假村、酒店等的硬件设施和环境标准，确保其舒适度、安全性和专业性。

（3）安全与风险控制标准：明确医疗康养旅游服务中的风险控制措施和安全管理标准，特别是针对特殊疗法和医疗操作的风险管理要求。

（4）信息公开标准：确保医疗康养旅游的产品信息透明度，包括价格、项目明细、服务内容、注意事项等。

（5）消费者权益保护标准：明确消费者的权益保护机制，对于虚假宣传、欺诈行为、服务质量不达标等问题，提供消费者投诉渠道和解决方案。

2. 实施路径

（1）专家与从业者参与：政府组织相关专业人士、学者、从业者和消费者共同参与标准的制定，确保标准的全面性和可行性。

（2）监管机构设立：设立专门的医疗康养旅游行业监管机构，负责标准的制定、执行和监督，以及对行业内部的不合规行为进行纠正和处罚。

（3）宣传与培训：开展广泛的宣传活动，加强对行业参与者和消费者的意识培养和知识普及，同时提供相关培训，确保标准得以贯彻执行。

确立完善的医疗康养旅游行业标准是促进该行业规范发展的关键步骤，也是实现行业可持续发展的基础。

（三）发挥政府带头作用

政府在促进医疗康养旅游行业发展中扮演着重要角色。其带头作用可以通过多种途径来推动行业发展。

1. 人才培养与研究机构建设

（1）专业教育设立：政府可以支持高等教育机构设立医疗康养旅游相关专业，培养符合行业需求的人才。这些专业应该涵盖医疗服务、旅游管理等领域。

（2）研究机构设立：建立专门的研究机构，如医疗康养旅游研究中心，以促进对行业发展趋势、市场需求和消费者行为的深入研究。

2. 扩大示范区范围与加强政策支持

（1）全国推广示范区：扩大医疗康养旅游的示范区范围，积极在全国范围内推广和建设更多医疗康养旅游先行区，并提供更广泛的政策支持。

（2）国际推广与特色医疗服务宣传：通过国际化宣传和推广，打造中国特色医疗服务的品牌，吸引更多国际游客。同时，政府可以支持医疗康养旅游产品在国际认证机构上获得认证，如 JCI（期刊引文指标），以提高国际认可度。

3. 政策支持与合作

（1）国际交流合作

政府可以促进与其他国家的合作，建立国际医疗康养旅游交流平台，推动行业标准的国际化、业务合作以及最佳实践的分享。

（2）优惠政策与引进国际游客

制定针对医疗康养旅游的优惠政策，如免签政策、优惠价格、便利的就医流程等，以吸引更多外国游客。

政府在人才培养、政策制定和国际合作等方面的努力，可以为医疗康养旅游行业提供长期稳定的发展环境和更多的发展机遇。

（四）打造独具特色的品牌

中国拥有悠久的中医药文化，这是其在医疗康养旅游领域打造独特品牌的关键优势之一。结合中医药传统，中国可以发展以中医康复为核心的医疗康养旅游，包括针灸、中草药疗法、气功、太极等传统疗法的应用，并结合现代医学技术，提供多元化的服务。

另外，中国各地区都有丰富的地域文化和医疗资源，可以因地制宜地推广相应的医疗康养旅游产品。例如：

（1）西南地区的高原氧疗：针对高原反应、呼吸系统疾病等提供治疗，结合当地独特的藏医疗法。

（2）南方地区的温泉疗养：利用当地的温泉资源结合中医药疗法，提供治疗关节疾病、皮肤病等的康养服务。

（3）北方地区的瑜伽、气功和风景疗法：结合北方地区的自然景观和传统疗法，提供养生疗愈服务。

此外，政府可以支持特色医疗康养旅游产品的推广。通过举办国际研讨会、展览，扩大国际交流，提升中国医疗康养旅游产品在国际市场的知名度和认可度。

整体而言，结合中国独特的中医药文化和各地丰富的医疗资源，开发专业的医疗康养旅游产品，将有助于打造具有国际竞争力的独特品牌。

### （五）全面推广医疗康养旅游

推广医疗康养旅游需要一个综合性的策略，包括教育宣传、市场推广，以及消费者和企业之间的互动。

#### 1. 教育宣传

该策略需要通过各种渠道提升公众对医疗康养旅游的认知。这可以通过政府举办宣传活动、教育项目、相关专业的课程设置等方式进行。同时，媒体也应当承担起教育公众的责任，提供关于医疗康养旅游的专题报道、访谈等内容，增加公众对这一领域的了解。

#### 2. 市场推广

企业应当积极推广医疗康养旅游产品，利用各种营销手段，打造吸引消费者的宣传内容。这可以通过在线广告、社交媒体的推广、内容营销、参与健康展览会或旅游展览等方式进行。另外，制定一系列吸引人的优惠政策，如套餐折扣、赠送服务等，吸引更多消费者尝试医疗康养旅游。

3. 消费者参与

消费者可以通过各种媒介了解医疗康养旅游的相关信息，还可以参加由政府或企业组织的宣传活动、健康展览等。消费者的参与和积极反馈有助于提升医疗康养旅游的口碑和知名度。

4. 行业标准的规范性和透明度

规范行业标准，制定透明、明确的产品和服务标准，有助于提高消费者对医疗康养旅游的信任度。只有明确的标准和良好的声誉，消费者才会更愿意尝试这些服务。

综上所述，全方位地推广医疗康养旅游需要政府、企业和消费者的共同努力。政府应当加大支持和宣传力度，企业应积极推广产品，消费者则需通过多样的媒介了解并积极参与，促进医疗康养旅游市场的发展。

### （六）建设医疗康养旅游示范区

医疗康养旅游示范区的建设对促进行业的健康发展至关重要。这需要综合考虑硬性和软性条件，让患者在治疗疾病的同时，也能享受旅游的乐趣。

1. 医疗水平与服务质量

（1）专业医疗团队：示范区应有一支高水平的医疗团队，包括资深医生、护士和其他医疗从业人员，以确保高品质的医疗服务。

（2）先进医疗设施：示范区应提供先进的医疗设备和治疗技术，以便患者获得高质量的治疗。

2. 地理位置与通达性

位置应该便于抵达，这包括便捷的机场、交通网络以及基础设施，让患者能够轻松到达医疗康养旅游地。

3. 服务设施的完备

示范区应提供完善的服务设施，如舒适的住宿、饮食和娱乐设施，使患者在就医的同时享受便利和舒适的环境。

4. 医疗环境和服务体验

医疗场所的环境应该舒适,有家的感觉,让患者能够得到疗养。示范区应为患者提供文化、风土人情等方面的体验,使就医过程更有趣,让患者感受异国风情。

医疗康养旅游示范区的成功建设不仅是为了提供医疗服务,更是提供一个舒适、便利、愉悦的环境,从而激发人们对医疗康养旅游的兴趣。同时,这也有利于推动整个医疗康养旅游行业的发展。

## 第二节　中医药康养旅游产品开发策略

### 一、中医药康养旅游产品分类

研究中医药康养旅游产品的方法包括利用北京中医药大学图书馆的中英文数据库,例如 Springer、ProQuest Health&Medical Complete、中国知网、万方数据知识服务平台、维普数据库等,在这些数据库中使用"medical tourism""health tourism""wellness tourism""medical travel""product""development""service""医疗旅游""中医药旅游""健康旅游""康养旅游""产品""产品开发"等中英文关键词进行检索,以收集相关文献,并进行整理和分析,以构建中医药康养旅游产品的框架。在研究文献的基础上,结合实地项目考察以及相关专家和从业人员的建议,来建立中医药康养旅游产品体系。

#### (一)医疗旅游产品

医疗旅游作为一个新兴产业,近年来受到越来越多的关注。国外的医疗旅游服务在产品方面已经初具规模,涵盖了多个专业领域,每种产品都以特色服务为卖点。举例来说,韩国以整形美容业闻名,匈牙利则擅长提供牙科服务,日本具备高水准的体检服务,泰国则以传统按摩等服务享誉国际。这些服务种类在医疗旅游中具有鲜明特色，为消费者提供了丰富多样的选择。

在国内，医疗旅游产品方面的研究相对较少，但近年来，针对不同类型的医疗旅游服务，研究也有所增加。将医疗旅游产品主要分为疾病治疗、整形美容、养生保健、休闲度假和医药购物等五大类，较为全面地概括了医疗旅游产品的基本范围（表 3–3）。

**表 3–3　医疗旅游产品**

| 分类 | 具体产品 |
| --- | --- |
| 疾病治疗类 | （1）手术类（肝脏移植、断肢再造、干细胞治疗、试管婴儿等需要手术进行治疗的疾病）；<br>（2）非手术类（中医调理治疗、健康体检、心理咨询等不需要手术进行治疗的服务项目） |
| 整形美容类 | （1）塑身美体类（电波拉皮、超声波抽脂等）；<br>（2）整形外科类（隆鼻手术、隆胸手术、植发手术等） |
| 养生保健类 | （1）生态养生（森林等）；<br>（2）滨海疗养（海水浴、沙疗等）；<br>（3）温泉养生（SPA 水疗、中药温泉等）；<br>（4）运动养生（瑜伽、太极等） |
| 休闲度假类 | （1）休闲服务医疗旅游产品（诊疗中心、医疗综合楼、生态医疗培训基地、生态医疗观光风景区等）；<br>（2）观光度假医疗旅游产品（中药材观光体验、中医治疗观赏体验、疗养度假村、疗养机构等） |
| 医药购物类 | （1）药膳类（养生药膳、中医药膳配方、中药饮品等）；<br>（2）药材类（名贵中药材、中药饮片等）；<br>（3）仪器设备类（简易按摩仪等）；<br>（4）图书音像制品 |

（二）中医药旅游产品

中医药旅游是中国医疗旅游业中独具特色的重要组成部分，集传统中医药文化与旅游产业于一体。这种旅游结合了中医养生文化和旅游体验，主要呈现五种形式：购物旅游提供中医药特色产品；观光旅游注重中医药文化的历史和内涵；体验旅游让游客深入体验中医养生保健方法；会展旅游涵盖专业展览会和论坛；治疗旅游则提供中医治疗服务。这一多样性产品体系将满足不同需求，展现了中医药文化与现代旅游服务相得益彰的发展模式，有望成为中国医疗旅游业的亮点，吸引着国内外游客前来感受、学习中医药文化。

中医药旅游产品的五大类型提供了多元选择，融合传统文化与现代旅游，充分展示了中医药的独特魅力。从购物、观光到体验和治疗，游客可选择符合自身需求的体验方式。这种与传统中医药相结合的创新模式，成为中国医疗旅游业中的亮点，不仅丰富了旅游体验，也促进了中医药文化的传承和发展。这种独特产品形式预示着中医药旅游将成为中国医疗旅游产业的特色（表 3-4）。

表 3-4　中医药旅游产品

| 分类 | 具体产品 |
| --- | --- |
| 中医药观光旅游 | 中医药人文景观观光旅游（知名中药店、博物馆、名医馆、名医塑像、庙宇等）；中医药动植物景观观光旅游（中药药园等） |
| 中医药体验旅游 | 用中医药养生保健理论指导游客体验针灸、刮痧、药饮、药膳、中药美容、按摩、中医浴足、中医理疗、气功减肥、体操养生与太极拳、五禽戏等 |
| 中医药购物旅游 | 中药饮片、保健品、中药材等 |
| 中医药会展旅游 | 开展学术会议、学术论坛和各类展示活动 |
| 中医药治疗旅游 | 以名医、名院为核心，以疾病治疗为目的所开展的旅游活动 |

（三）中医药康养旅游产品

2015 年，文化和旅游部（原国家旅游局）和国家中医药管理局联合下发的《关于促进中医药健康旅游发展的指导意见》，对中医药康养旅游产品进行了详细分类，并针对每一类产品提供了代表性的项目。这种细分分类体系使得中医药康养旅游产品在范围和服务项目上得到了较为清晰的划分。八大分类的产品包括养生保健、医疗保健、美容保健、观光文化体验、购物旅游、生态康养、学术会展和民族特色医药，为相关产品开发提供了全面的指导和框架。[①]

每一类产品都强调了中医药特色与理念的应用。例如，养生保健类

① 孙源源，王玉芬，施萍，等．“一带一路”背景下江苏中医药健康旅游的创新发展策略 [J]. 世界科学技术 - 中医药现代化，2018（5）：769-774.

产品以中医理论为指导，提供非治疗性的中医药服务，如推拿、足疗、药膳等；医疗保健类产品主要注重预防性治疗服务，如针灸、刮痧等；观光与文化体验产品依托中医药文化资源，提供观光、体验活动，让游客深入了解中医药文化；购物旅游着重出售与中医药相关的产品，如中药饮片、中医器械等；生态康养类旅游强调中医药与自然资源相结合，提供养生产品和服务；学术会展旅游通过组织大型会议等活动普及中医药知识，传播中医药文化；民族特色医药产品突出了少数民族独特的医药传统。这种翔实分类为中医药康养旅游产品的开发和推广提供了全面指引，有利于满足不同游客的需求，促进中医药文化的传播和发展。

## 二、凯里市中医药康养旅游资源概况

贵州凯里市作为少数民族的聚居地，具有丰富的民族文化和医药传统。特别是苗族和侗族的医药文化，作为中医药文化的重要组成部分，承载了这个地区深厚的历史和文化底蕴。苗族和侗族的医药文化作为贵州地区独特的文化瑰宝，对当地的社会经济发展起着重要的支撑作用。

近年来，随着社会对传统文化的重视和关注，以苗族和侗族医药为代表的贵州大健康产业逐渐受到市场认可和欢迎。这种医药文化不仅体现在其博大精深的理论和实践中，还体现在其文化和历史价值中。贵州正在逐步将这些民族医药资源转化为经济发展的动力，成为该地区的新兴经济支柱，为当地经济增长带来了新的动能。

这种医药文化的发展不仅仅对地方经济有重要影响，也在国际上获得认可和重视。联合国教科文组织认定苗族、侗族医药为可持续发展最佳文化实践项目，这为贵州提供了更多的国际合作和交流机会，也为当地的发展带来更大的国际舞台。

### （一）生态养生康养旅游资源

凯里市所拥有的生态环境和丰富资源为发展生态养生康养旅游奠定了重要基础。这里气候宜人、植被茂盛、地表水资源丰富，为游客提供了天然的康养环境。其四季宜人的气候特点以及丰富的植物、动物资源，构成了独特的旅游资源，非常适宜开展生态养生旅游项目。

1. 气候和环境优势

凯里市四季气候宜人，空气清新，氧含量高，适宜养生和休闲度假。这种天然的气候环境，对于那些想要远离喧嚣、恢复身心平衡的游客来说，是非常理想的选择。

2. 丰富的水资源

这里拥有丰富的地表水和地下水资源，为开发水疗、温泉疗养等项目提供了得天独厚的条件。这种水资源不仅可以用于治疗，还可以提供各种养生保健服务，满足游客的需求。

3. 生物资源和植物特色

该地区拥有丰富的珍稀动植物资源，尤其是种类丰富的植物资源。这为开展中医药养生、植物疗法等提供了丰富的素材。

4. 矿产资源

凯里市拥有丰富的矿产资源，如重金属等，这些矿产资源与泥浴、矿泉疗法等有关。这为开展矿疗项目提供了可能性。

综上所述，凯里市的自然环境、丰富的资源为开展生态养生康养旅游提供了良好的基础条件。其丰富的自然资源为各类康养旅游项目的发展提供了潜在的素材和支持。这些特色资源不仅有助于游客的康养和养生，还能为地方经济的发展注入新的动能。

（二）运动休闲康养旅游资源

凯里市凭借其丰富的文化和自然资源、多姿多彩的节庆活动以及历史文化遗产，为运动休闲康养旅游提供了极佳的资源条件。

1. 丰富多彩的民族文化底蕴

凯里市的少数民族文化是其独特的旅游资源之一。众多重大的节日庆典，如三月三、六月六以及姊妹节、斗牛节等，为游客提供了体验和观赏民族风情的机会。这些民族文化活动不仅丰富多彩，还是了解和体验当地文化的最佳窗口。

2. 自然风光和自然保护区

凯里市的丰富自然资源为运动和休闲提供了绝佳的场所。例如，世界自然遗产之云台山、国家级风景名胜区舞阳河、黎平侗乡、榕江“苗山侗水”等，都是提供户外活动、徒步旅行和生态观赏的绝佳场所。

3. 历史文化和古建筑遗产

凯里市历史悠久，拥有众多文化名城、历史名镇和历史文化名村，这些古建筑和历史文化遗产为游客提供了探索和了解地方历史文化的机会。特别是道家青龙洞古建筑的典型建筑，展示了悠久的文化传承和建筑艺术。

这些资源提供了丰富的文化、历史和自然元素，为游客提供了多元化的休闲活动选择。参与文化庆典活动、探索自然风光、探访历史遗产以及体验传统建筑，都是有助于放松身心和促进健康的活动。同时，这些资源也为设计主题性的旅游项目和康养活动提供了丰富的素材和支持。

（三）医疗保健康养旅游资源

黔东南州凯里市作为苗族、侗族的重要集聚地，拥有丰富的民族医药传统和资源，为开发医疗保健康养旅游提供了独特的资源条件。

1. 传统民族医药底蕴

凯里市苗族、侗族的传统医药知识经过世世代代的传承和研究，形成了丰富的民族医药传统。凯里市在中草药的采集、炮制、运用等方面拥有丰富经验。

2. 丰富的药用植物资源

得益于其丰富的森林资源和良好的气候环境，凯里市拥有丰富多样的药用植物资源，成为重要的药材产地。这些药材在种类和数量上占据优势，产出的中草药在国内外享有盛誉。

3. 民族医药行业的发展和培训

政府和行业组织通过召开名医大会、对优秀人员进行表彰和颁发民间名医证书等方式,促进了民族医药行业的发展。这种培训让更多的从业者了解民族医药知识、掌握治疗技能。

这些资源为医疗保健康养旅游提供了优越条件,游客可以通过参与民族医药的体验、学习来了解、体验传统医药文化。此外,民族医药的发展也为市场提供了更多的优质医疗服务资源,有助于提升当地医疗水平,吸引游客前来寻医问药、学习民族医药知识。

(四)民族文化康养旅游资源

黔东南凯里市作为苗族、侗族文化的聚集地,拥有深厚的民族文化传统和节庆底蕴。这些民族文化资源为民族文化康养旅游提供了丰富的内容。

1. 传统民族节庆和表演

每年举办的民族节日表演为游客提供了近距离接触和了解少数民族文化的机会。这些庆典体现了苗族、侗族传统文化的丰富多彩,以独特的舞蹈、音乐、服饰、习俗等吸引着游客,呈现出古老文化的魅力。

2. 服饰、手工艺品和建筑

当地群众多穿戴多样化的服装,其中苗族的刺绣和侗族的桃花剪纸、蜡染等独特手工艺品展示了民族的鲜明特色。而典型的曲栏回廊、吊脚楼等特色建筑更是体现了当地民族建筑文化的特殊之处,具有极高的观赏价值。

3. 非物质文化遗产的传承

黔东南的民族文化遗产包括语言、民间音乐、舞蹈、传统手工艺、习俗等,以其独特性在国内外备受关注。这些非物质文化遗产丰富了当地的文化,也为游客提供了深入了解和体验民族文化的机会。

这些民族文化资源丰富多彩,反映出少数民族的传统风情和生活方式,为游客提供了全方位的文化体验。同时,这些资源也在民族文化康养旅游中发挥着重要作用，为游客带来视觉、听觉，甚至心灵上的愉悦和震撼。

## 三、凯里市中医药康养旅游发展现状和不足

### （一）凯里市中医药康养旅游发展现状

凯里市作为贵州省大健康医药产业示范基地之一，正在迅速发展中医药康养旅游产业。

1. 政府政策支持和规划引领

政府大力支持凯里市大健康产业的发展，将其作为区域经济发展的重要方向之一。通过纳入省级和地方政府发展规划，提供了资金支持、产业引导和发展政策，从而推动医疗旅游和中医药康养旅游产业的发展。

2. 医药产业园建设与医药企业发展

凯里市规划建立了苗族侗族医药产业园和医药产业园，吸引了众多知名的中医药企业入驻，这些企业包括苗家知名药企苗仁堂、苗之灵等。这些企业致力于中药材研发、药品生产和销售，提供了丰富的医疗和药物保健服务。

3. 医疗机构建设与合作

政府和企业鼓励高等院校与医药企业合作，建立研发平台和人才培养机制，如贵阳医学院第二附属医院健康体检中心。同时，当地医疗机构如凯里市三级甲等医院和苗族侗族民族医院在不断扩张，为医疗服务提供了更多选择。

4. 中医药品牌和药物研发

各知名中药企业如苗之灵、飞云岭、苗仁堂等通过与大学、医院的合作，致力于中药和天然药物的研发。一些药品如“益肺止咳胶囊”“隔山消积颗粒”等在国内外拥有一定的知名度和市场认可。

凯里市中医药康养旅游产业的发展现状表明了政府和企业间密切的合作、全面的规划和不断增强的实力。这将进一步促进医疗旅游和中医药康养旅游业的蓬勃发展,使凯里市成为医疗旅游的热门目的地。

### (二)凯里市中医药康养旅游发展过程中存在的不足

#### 1. 政策执行不到位

尽管政府对中医药康养旅游产业给予了支持,但政策的执行效果仍不理想。支持政策可能存在执行不到位、监管不严格等问题,导致各项政策并未有效推动产业的发展。

#### 2. 缺乏综合的产业链条和市场发展策略

行业的发展相对分散,产业链条并没有形成,这使得中医药康养旅游的产品和服务缺乏整体规划和统一定位。此外,产品的市场推广和营销网络相对滞后,影响了行业的发展。

#### 3. 监管和消费者权益保障不足

缺乏强有力的市场监管导致消费者在购买中医药康养旅游产品和服务时的信息不对称和不透明,虚假宣传、夸大宣传等问题常见,消费者满意度较低,消费争议频发。

#### 4. 基础条件差和企业发展不均衡

凯里市中药资源开发程度不高,种植业发展基础薄弱,产业基地规模小、发展困难。由于农业基础薄弱,加之财政支持有限,中医药材种植业发展不够强劲。企业发展良莠不齐,存在生产能力不足、规模小、产品附加值低等问题。

#### 5. 中医药康养旅游产品缺乏特色

目前提供的中医药康养旅游产品种类单一,商业化程度不高,缺乏品牌特点,附加值不够明显。

这些问题导致中医药康养旅游产业的发展受到了一定程度的制约。解决这些问题需要积极的政策落实,监管的加强,企业间的合作和协调以及产品开发和品牌打造等方面的改进。整体来说,需要建立更加完善的产业体系,同时鼓励企业创新和增加产品附加值,以促进中医药康养旅游产业的健康发展。



## 四、凯里市中医药康养旅游发展对策

### (一)加强凯里市康养旅游科学规划,提升资源利用率

#### 1. 资源整合与综合规划

政府应进行综合规划,整合分散的产业园区和医药产业资源,构建统一规划的绿色通道,以确保从种植到加工再到销售与宣传的整体环节得到高效整合。这种综合规划能提高资源利用效率,避免重复建设,提升生产效率和质量。

#### 2. 深耕传统医药资源

凯里市拥有丰富的苗侗医药资源,政府应加大对这些传统医药资源的开发力度,同时规范其生产与经营。通过规范的生产和流通,将高品质的苗侗医药产品推广到更广泛的市场。此外,支持相关基础设施建设,帮助优质产品走向市场。

#### 3. 推动企业转型升级

政府可以建设中医药康养旅游资源共享平台,为企业提供合作与发展的空间;可以引导民间资本进入康养产业,并引进外来资本和技术。这不仅有助于企业转型升级,还能推动不同领域的深度融合,提高产业整体竞争力。

#### 4. 科技创新与人才培养

政府应投资科技研发,提升中医药康养产品的研发水平和创新能力;加强相关领域的人才培养,培育懂得传统医药知识的从业人员,推动这些知识在现代医疗、养生、旅游等领域的应用和创新。

5. 建立规范体系与监管机制

政府应优化中医药康养旅游产业的标准体系和监管机制，确保产品质量、服务规范，保护消费者权益，通过强有力的监管消除虚假宣传，建立良好的市场秩序。

这些举措可以帮助凯里市更好地整合资源，规划产业发展，推动中医药康养旅游产业的持续健康发展，并提高资源利用率。

(二)加强市场监管，提升产品和服务的质量

加强市场监管对中医药康养旅游产业的健康发展至关重要。

1. 政府监管和规范制度

凯里市政府需要建立健全市场监管机制，以确保中医药康养旅游市场有序运行。这包括对市场准入条件、产品质量标准、宣传广告管理等方面进行规范，设立专职部门负责市场监管，加强对市场行为的监督检查和违规处理。

2. 消费者权益保护

政府需要建立便捷的投诉渠道和有效的处理机制，让消费者的诉求能够及时被关注和解决。对于虚假宣传、欺诈销售、服务质量不合格等问题，政府要加大惩罚力度，对违规企业进行处罚，保护消费者的合法权益。

3. 产品标准化和质量提升

政府需要加强对中医药康养旅游产品和服务的标准化管理，确保产品符合国家标准和质量要求。政府可通过制定更严格的产品标准，提高生产制造环节的监管力度，确保产品质量和安全。

4. 企业信誉和品牌建设

政府应鼓励企业提高产品质量，加强管理，建立自律机制，并维护企业信誉。政府可通过奖惩等方式，倡导企业自律，提高服务和产品质量，树立良好品牌形象。

5. 品牌形象和宣传管理

政府应加强凯里市作为中医药康养旅游地的品牌形象宣传。政府可以通过组织活动、宣传推广等方式，加强品牌宣传，提升凯里市作为健康旅游地的知名度和美誉度。

通过这些措施，政府能够有效监管市场，提升产品和服务的质量，同时也推动中医药康养旅游产业的健康发展。

（三）中医药康养旅游产品和服务提供者要不断提升发展能力

中医药康养旅游产品和服务提供者的发展能力是这一产业链持续繁荣的基石。

1. 管理能力提升

企业和服务提供者需加强管理，包括规范企业内部管理，完善财务制度、提高运营效率、确保产品质量和服务水平。他们应培养管理人才、引进现代管理理念和技术，提高管理水平和效能。

2. 人才培养

企业和机构应重视医疗服务从业人员的专业技能和服务态度。通过高校、企业、政府合作，建立培训和成长体系，为行业输送高素质的医务人员，提升整体服务质量。

3. 种植技术和合作机制

针对中药材种植较零星和分散的现状，企业和农户需要加强农业技术的学习和合作模式的探索。农户和农业合作社应采取集约化、规模化种植，同时通过科技手段提升产量和质量，建立良好的合作机制，以提高产品的品质。

4. 产品研发和创新

企来和机构应加强研发，注重产品研发创新。他们需要结合市场需求，开发更适合消费者的中医药康养旅游产品，并不断创新，增加产品研发的深度和广度，以提升中医药康养旅游产品的竞争力。

5. 民族医药传承和专业化

相关机构和传承人要重视民族医药的保护和传承，申报专利，推进民族医药的专业化和职业化发展。他们可借助科技手段和专业知识，加强苗侗医药的研究与开发，让其更好地符合现代市场的需求。

这些举措可以促进中医药康养旅游的发展，使其更加适应市场需求，提升产品和服务水平，从而推动中医药康养旅游产业的发展和壮大。

（四）打造康养旅游主题形象，突出苗侗医药康养旅游特色

为打造凯里市的康养旅游主题形象，促进苗侗医药文化与旅游融合发展，以下是具体措施：

1. 市场调研与产品开发

政府应组建专业团队进行深入的市场调研，了解游客需求和行为特点，并根据调研结果开发出更符合市场需求的中医药康养旅游产品。这些产品可以包括医疗美容、保健服务、养生体验、传统疗法体验等，同时突出当地的民族文化特色。

2. 产品营销推广

企业应通过加强产品设计、品质监督和全方位服务，形成品牌效应和口碑效应。在市场上，企业应突出中医药康养旅游产品的特色和品质，加强对产品、服务的宣传推广，并利用多种媒介进行有效的市场传播。

3. 文化资源整合

企业和机构应加强中医药康养旅游与苗侗医药等文化的整合，将天柱麻油、黑毛猪等生态养生食品和舞阳河风光带等元素融入康养旅游。通过整合这些资源，为游客提供丰富多样的体验和了解当地文化的机会。

4. 区域协作与产业链发展

政府和企业应加强与周边地区的合作，拓展康养旅游产业链，开发更具吸引力的综合性产品和服务。通过建立区域间的合作关系，共同推动康养旅游产业的发展。

5. 体验型产品开发与定价策略

企业和机构应重视文化体验产品的开发，如民俗文化演出、传统手工艺品制作等，同时制定合理的价格策略，使产品更具竞争力，吸引更多的游客。

6. 提升服务品质与持续创新

企业和机构应不断提升旅游服务的品质，为游客提供更好的体验，同时持续创新，不断推出新的产品和服务，以保持行业的活力和吸引力。

这些措施有助于打造凯里市中医药康养旅游的特色，将苗侗医药文化融入旅游产品与服务中，从而提升市场竞争力，推动地方经济发展，为游客提供独特的文化体验和健康服务。

## 第三节　美容康养旅游的发展现状及其对策

随着人们对健康和美容需求的增加，美容康养旅游作为一个包含健康、美容和旅游的新兴产业正在迅速发展。虽然相对于其他国家，中国在这个领域的发展还有差距，但在当前趋势下，这个产业有着巨大的发展潜力。

在美容康养旅游产业中，人们不仅寻求传统意义上的美容服务，也希望通过旅行获取身心双重的放松与保养。这种需求催生了一系列融合了健康保健、美容护理和旅游体验的产品和服务。中国的旅游资源丰富，这为美容康养旅游提供了良好的发展环境。

中国的美容康养旅游业可以借鉴其他国家的经验，特别是一些在这方面发展较为成熟的国家。这包括优化美容服务和产品的质量，提升专业技术水平，同时将旅游与美容、保健服务紧密结合，提供更具吸引力和个性化的服务项目。

政府也可以在行业管理、政策支持和行业标准方面提供指导和支持，以确保美容康养旅游的健康发展；推动创新和科技发展，引导企业增加研发投入，推出更符合市场需求的产品和服务。

美容康养旅游产业的蓬勃发展将会满足人们对健康、美容和旅游的多重需求，有助于推动整个旅游产业和相关产业的发展，也将为经济增长和就业创造更多机会。

## 一、美容康养旅游概述

### （一）美容康养旅游的起源

美容康养旅游源自医疗康养，这个概念逐渐从医疗旅游中分化出来。传统的医疗旅游主要以治疗大病、进行体检等为主，而轻医疗则包含了更多的美容、抗衰老、健康体检等项目。在医疗旅游中，旅游体验成为轻医疗旅游的核心，而美容、健康养生则成为其附加值。

随着社会生活水平的提高和人们对健康的重视，美容康养旅游作为一种延伸和演变逐渐崭露头角。现代人在面对日益增加的压力、焦虑和身心疲劳时，开始寻求身心愉悦和健康保健的整体享受。美容康养旅游提供了人们所追求的综合解决方案，既能享受美容护理，又能获得身心的双重放松。

当前社会面临人口老龄化的现状，亚健康状况逐渐增多，促进了康养旅游产业的发展。美容康养旅游因其满足了人们对美貌和健康的需求而成为趋势，得到了消费者的广泛认可。

美容康养旅游也具有广泛的适用性，适合不同年龄层次的人群，但尤其受到中青年人的青睐。这种旅游模式不仅能改善外貌、提升自信心，还能满足人们内在的心理需求。

总体来说，美容康养旅游是一种综合性的旅游模式，它超越了传统意义上的医疗旅游，注重人们的身体健康和美容需求，是一个与时代发展相契合的新兴旅游形式。

### （二）美容康养旅游的内涵

#### 1. 美容

美容是一个源自对“美”的不断追求和对个人形象、身体健康关注的概念，其涵盖了生活美容和医疗美容两大部分。生活美容侧重于非侵入性手段，包括运动、化妆品、保健品等，以改善外貌、皮肤质量和减压为主。相比之下，医疗美容采用创伤性的医疗手段，如手术、药物治疗等，以改变面部、皮肤或身体其他部位，实现美容整形效果。

在中国，美容产业规模庞大，以生活美容市场为主导，远远超过医疗美容市场。这表明大多数人更青睐使用非侵入性手段来维持美丽和健康，而对医疗美容的需求相对较低。快速发展的美容产业与人们追求更好外在形象和身心健康有关，促使美容产业不断朝着更多元化和综合化的方向发展。

#### 2. 美容康养旅游

美容康养旅游作为一个新兴概念，融合了旅游和美容行业。其主要包括医疗保健旅游、养生旅游、美容旅游等多种类型，都以实现身心健康和美丽为目标。医疗保健旅游着重以医疗资源为基础，吸引国际游客寻求医疗服务；养生旅游强调延年益寿和增强体质；而美容旅游则侧重于美容护肤和整形塑身等方面。这种形式的旅游不仅吸引游客花费更多时间和金钱享受服务，还结合当地文化进行调整和建设，带动多个相关产业的发展。

美容康养旅游将传统观光和医疗整容手术结合，是医疗旅游的一部分。它涵盖了多种项目，如韩国的整形美容、泰国的美容、日本的体检和印度的瑜伽，这些项目都纳入了康养旅游的范畴。

尽管美容行业、旅游行业和康养行业日益交汇，但美容康养旅游并没有一个明确的定义。暂可将美容康养旅游理解为以美容为手段，达到保养、养颜、健康目的的旅游活动，包括以生活美容和医疗美容为主的多样美容方式。

## 二、美容康养旅游的发展趋势

美容康养旅游作为一种新兴旅游模式，正在经历多方面的发展和变化，受到了人们的青睐。

首先，品牌形象与消费者信任度密切相关。政府政策和推广措施，致力于树立具有本国特色的美容康养品牌形象。这种政策推动提升了国内消费者对国内美容康养项目的信任度，减少了国内消费者前往国外体验项目的情况，同时，到中国尝试美容康养项目的外国消费者数量在不断增加。

其次，消费者对美容康养旅游的选择变得更加多样化。由于交通的便利，消费者不再局限于一个地区或国家的美容项目，而是能够跨越不同地区和国家，享受各地独特的美容康养项目。这样的选择方式使得消费者的体验更加多样且丰富。

再次，技术水平和服务质量提升，为消费者提供更好的体验保障。通过技术和服务的不断提高，美容康养旅游已经能与其他国家如韩国、日本、泰国相媲美。专业化和规范化的提升以及各地特色的借鉴与分享成为该领域发展的关键。

最后，美容康养旅游与其他产业形成密切联系，实现了服务一体化。这一市场已经初步形成了完整的体系，成为一个紧密联系、不可分割的产业链，实现了多方位价值。此外，政府在这一领域的投入和支持将有助于国内美容康养行业逐渐赶上其他国家，使其成为人们首选的出游方式。

## 三、中国美容康养旅游发展现状

随着生活条件的改善和科技的进步，人们对生活质量的需求也在逐渐转变。传统的“吃饱、穿暖、住行方便”已经不能满足现代人对生活品质的要求。外表的美貌和身心的健康逐渐成为人们生活的常态，尤其在一些关键的社会场合，如求职、社交等方面，美丽和健康已经成为重要的加分项。这种社会心态的改变推动了美容康养旅游产业的发展。人们更加注重通过旅行和美容康养活动来追求内外在的舒适和愉悦感。因此，美容康养旅游产业逐渐成为人们寻求身心愉悦、健康保健的主要选择之一。

人们对于美丽与健康的追求已经成为生活的一部分，这为美容康养旅游带来了巨大的机遇和发展空间。

### （一）发展现状

#### 1. 需求分析

美容康养旅游市场的发展趋势和需求体现了社会和经济一系列变化对个体追求的影响。

首先，随着人们收入水平的提高，对美的追求也逐渐增强。相较于过去，人们的可支配收入增加，在美容康养方面支出的钱更多。除此之外，人们对美容产品的要求也更高，渴望达到全方位的美丽与保养，不再满足于表面的美丽，而是追求全方位的升级与改善。

其次，减肥和塑形成为日常生活中越来越受青睐的行为，这反映在运动健身、减肥保健品的普及和消费增加上。这表明人们更加重视自身健康管理和体型的维护。减肥市场也是美容康养市场中的重要组成部分。

这些趋势都反映了现代社会的人们对外在美与内在健康的高度追求。这也为美容康养旅游市场带来了巨大的发展机遇，不仅吸引了年轻人的关注，也让广大消费者对于个人形象的重视成为常态。

#### 2. 社会物质资源

社会物质资源的支持和发展对美容康养旅游市场具有重要意义。

首先，国家政策对于美容康养旅游的发展起着重要的推动作用。政府支持下的健康旅游发展计划为美容康养提供了更为宽松和规范的环境。这种政策支持不仅使得美容康养旅游更合法、更规范，也促进了行业的健康发展，进一步引导了人们对于这一领域的关注。

其次，专业机构和专业人员的增加促进了美容康养旅游市场的壮大。由于美容美发从业人员数量的急剧增加，美容美发在我国成为重要的消费热点之一。这种发展有助于提高服务质量，满足消费者对美容康养服务的需求，也推动了相关产业的发展。

另外，中国独特的传统文化和养生景区提供了丰富的旅游资源，有利于美容康养的拓展和创新。这种传统文化的传承以及各地养生景区的发展，使得美容康养旅游能够结合中国的文化特色，打造独特的品牌,吸引更多的国内外游客。

这些社会物质资源为美容康养旅游的发展提供了良好的环境和机遇,促进了市场的多元化和专业化,也为消费者提供了更好的服务。

(二)存在的问题

美容康养旅游在其发展过程中面临一系列挑战和问题。

①尽管国内医疗美容业务发展迅速,但在整个美容康养旅游市场中,渗透率和关注度仍然较低。人们更倾向于去韩国、日本、泰国等医疗美容发达地区,导致国内美容康养旅游发展相对落后。此外,缺乏个性化政策,阻碍了某些地区美容康养旅游项目的进一步发展。

②一些美容机构存在捆绑销售和过度营销的问题,夸大所提供服务和产品的效用,导致消费者期望值过高,却未达到预期目标。这可能大大减少美容康养旅游的吸引力。

③各地美容康养旅游发展不均衡,尤其是一线城市相对发达,而二三线城市还有待发展。这种差距也造成消费者对整体美容康养项目的信任度不高。

④国内美容康养市场在技术和服务方面经验相对不足。尽管国家在这方面已经投入许多精力和采取了相应措施,但相比泰国、日本和韩国等国家,我国的美容康养行业仍缺乏相关经验和技术。

⑤消费者盲目追求明星整容潮流,却往往因为缺乏充足准备而产生副作用和不良效果。

⑥美容康养旅游项目之间联系松散,缺乏系统性和完整性,给消费者带来的冲击力不足,也影响了整体效果。另外,容易受其他国家的影响、本地特色不足,导致效果不明显,影响市场竞争力。

## 四、中国美容康养旅游发展对策

在中国蓬勃发展的背景下,美容康养旅游面临多方面的挑战。为促进其更全面、稳健地发展,有关方面提出了一系列可行的对策:

①借鉴国外先进技术和服务经验,了解各国美容康养旅游的优势,探索适合中国国情的发展路径。这既包括借鉴先进技术,又包括借鉴管理模式,形成具有本土特色的美容康养模式。

②规范各地政策措施，制定更加个性化的发展政策，以适应各地的美容康养发展现状和需求。同时，加强政策对于美容康养行业的规范，避免不合理交易，增加消费者信任感。

③加强人员专业性的培训和考核，提高从业人员的专业水平，适应社会发展的需求，保证服务质量。

④积极宣传推广，帮助消费者端正对美容康养旅游的认知，选择适合自身的项目，减少损失。

⑤定期分享经验、建设专用场地、加大宣传和增加消费者信任度，以及发展各地特色美容康养等措施，都有利于促进美容康养旅游的全面发展和提升。加大政策支持，形成系统性的发展体系，促进产业协同发展。通过将各项举措紧密结合起来，可以促进整个美容康养旅游产业的繁荣发展。

虽然美容康养旅游仍面临诸多问题和挑战，但从借鉴先进经验、加强政策规范、提高人员专业性、改善消费者认知等方面出发，中国美容康养旅游有望在不久的将来蓬勃发展，形成独特的竞争力。

# 第四章

## 旅居康养模式：发展现状、创新路径与产品开发

# 第一节　康养旅居产业发展现状及其运营模式

## 一、康养旅游及相关概念

### （一）康养旅游

康养旅游的概念在学术界存在一定的混淆和差异。这种差异主要源于语言、文化、历史以及不同国家背景的影响，导致对康养旅游以及相关术语的定义产生分歧。

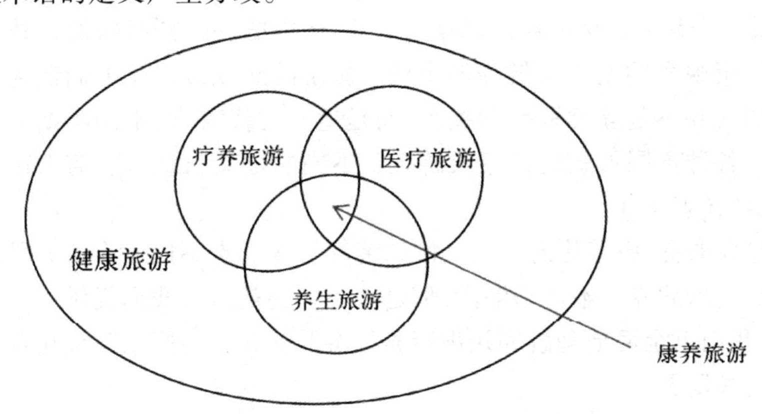


图 4-1　康养旅游及相关概念

一种观点认为，健康旅游是一个大的集合概念，包含各种有助于促进旅客健康的活动。在这种看法下，疗养旅游、医疗旅游、养生旅游等被视为健康旅游的子集，而康养旅游则是这些健康相关旅游形式的一个分支。这种观点认为康养旅游是由健康目的驱动的旅程所引发的一系列关系和现象的总和。这也意味着不同健康相关旅游形式之间存在交集和重叠（图 4-1）。

另一种观点则更注重对康养旅游与其他旅游形式的定义与辨析。

在这个观点下，康养旅游包括健康旅游和养生旅游。康养旅游更像是健康旅游一个更广泛的形式，其包括了养生旅游和健康旅游（医疗旅游）两个方面。与第一种观点不同，这种看法认为康养旅游是更宏观的旅游形式，而健康旅游和养生旅游是它的子集（图 4-2）。

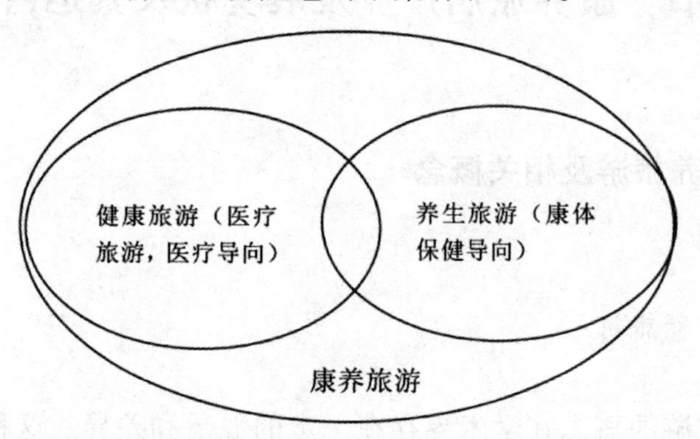


图 4-2 康养旅游及相关概念辨析

此外，还有学者从概念的源头出发，从历史、社会制度、医疗技术和人们健康观念的变化来解释健康相关旅游的演变过程。他们认为这些旅游形式并不是互相取代的关系，而是适应时代需求、不同时期下的新形式。各种不同形式的健康旅游有着不同的定义、目的地、需求市场和产品供给（表 4-1）。

综合来看，康养旅游的定义因语境和学术观点不同而有所差异。尽管存在概念的界定不清和混淆，但这些不同的观点为我们提供了多个视角，让我们更全面地理解和认识康养旅游及其在不同国家和文化背景下的变化和发展。

表 4-1 相关概念推理演变表

| 相关概念 | 发展时期 | 发展原因 | 客群 | 功能 | 发展限制 |
| --- | --- | --- | --- | --- | --- |
| 温泉疗法 | 古希腊罗马帝国至18世纪中叶 | 医疗习俗、温泉浴场修建、新贵推崇及需要 | 医师推荐人群、民众、上流人士 | 调节身体、社交、减肥 | 战争、禁赌政策 |

续表

| 相关概念 | 发展时期 | 发展原因 | 客群 | 功能 | 发展限制 |
| --- | --- | --- | --- | --- | --- |
| 疗养旅游 | 二战后 | 战争对身体的破坏、保险制度的完善 | 士兵伤员、康复患者及老龄人口 | 康复疗伤、医疗功效 | 刻板印象、过重的医疗导向、文物环境的保护 |
| 康养旅游 | 20世纪50年代 | 疗养旅游无法满足多层次需要、经济萧条导致保险制度改变 | 各类人群（年轻人、中产、老人） | 恢复预防、达到平衡 | |
| 医疗旅游 | 20世纪90年代 | 医疗技术的革新、交通方式的改变 | 牙科、整形、医疗需求人群 | 医疗服务 | |

康养旅游与相关概念存在交集，但在旅游目的、核心特征、功能以及医疗依赖程度上有明显差异。康养旅游注重身心健康与修复，强调提供健康服务与促进平衡，与传统旅游在这些关键方面有明显不同。

康养旅游在学者们的讨论中呈现出不同的释义方式，主要集中在功能目的说和系统过程说这两种解释角度上，旨在界定和解释康养旅游的本质和特点。这些观点提供了多个视角，突出了康养旅游的目的、特征和意义。

根据功能目的说这种观点，康养旅游被定义为旨在促进个人健康，包括心理和生理健康的旅行方式。这种形式的旅游被视为旅客通过特定的旅游行为来实现养生健体、康养身心、休闲娱乐的目的。功能目的说将康养旅游视为一种具有明确健康增进目的的旅游形式，强调旅行的结果和预期效果。

相对于功能目的说，系统过程说这个角度更强调康养旅游作为一种系统化过程，强调整个旅行路径和各个要素之间的配合。这种观点认为康养旅游是基于康养目的，依托于环境、自然生态、文化环境等多个要素，结合各种旅游形式和康体保健活动，以达到延年益寿、强身健体、修身养性、医疗等目的的旅游活动。系统过程说着重于旅游活动中各个要素的综合作用，包括自然环境、文化背景和旅游形式，以实现身心健康和幸福为目的(图 4-3)。

综合而言,这两种释义方式提供了不同的视角来理解康养旅游。功能目的说侧重于旅游的目的和效果,而系统过程说则强调旅游的整体路径和各个要素之间的配合。这些解释方式共同揭示了康养旅游的核心特征,即通过特定的旅游行为促进健康和幸福,但在强调的重点和角度上略有不同。

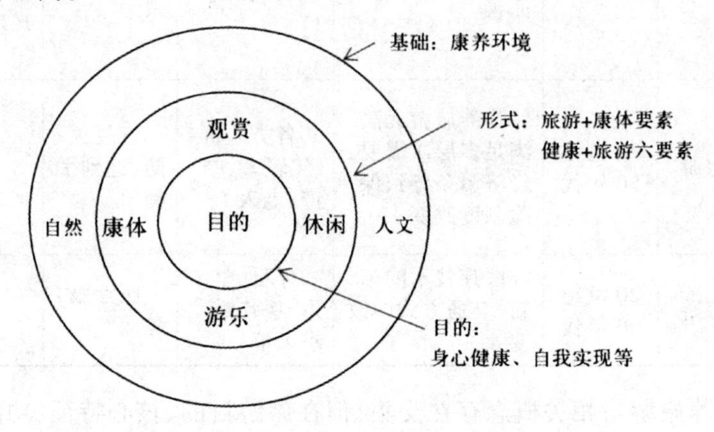


图 4-3 康养旅游系统过程图示

"背景产物说"强调康养旅游作为一种旅游形式是特定社会和时代背景下的产物。这个观点突出了康养旅游是应对人口老龄化和亚健康问题的一种特殊旅游形式。

在当今社会,随着人口结构向老龄化趋势发展,人们对健康和养生的关注不断增加。同时,现代生活方式导致的亚健康问题也日益普遍化,包括压力过大、缺乏运动、不健康饮食等。这一社会和健康背景催生了康养旅游的兴起和发展。

康养旅游是在这种社会环境下为满足人们对健康和养生的需求而发展起来的。它依托于良好的自然生态环境和丰富的养生文化,通过扩展和延伸旅游服务,将养生理念融入旅游活动中,创造了一种新型的特色旅游形式。这种类型的旅游不仅仅是为了观光或娱乐,更是为了促进健康、提供养生服务和满足人们对健康生活方式的追求。

康养旅游作为背景产物,是社会变迁和健康意识增强的产物。它不仅是一种旅游方式,更是一种对人们健康意识转变和需求变化的回应。这种理解突出了康养旅游的特殊性,将其视作社会和健康背景下的一种特定旅游产物,强调了其在社会和时代发展进程中的独特地位和重要性。

(二)康养旅游资源及康养旅游产品的相关概念

1. 康养旅游资源

康养旅游资源的定义和分类是对旅游资源中与促进健康、提供休闲体验相关的特定资源进行界定和分类。基于陈建波等人在《山地城市健康旅游资源及开发策略研究——以重庆市主域区为例》中的描述,康养旅游资源被界定为存在于特定地域空间中,并因其对潜在旅游者具有保持或优化身心健康的休闲体验价值,因此可供旅游产业开发的潜在财富形态。[①]

这种资源的划分主要涵盖了两个类别,具体如表 4-2 所示。

**表 4-2 康养旅游资源分类表**

| 主类 | 亚类 | 基本类型 |
| --- | --- | --- |
| 自然类 | 地文类 | 山岳、峡谷、洞穴等 |
| | 生物类 | 森林、草地、花果、具有康养功能的动植物 |
| | 水文类 | 游憩水体、温泉、湿地等 |
| | 气候类 | 适宜康养的气候带 |
| | 传统医药类 | 中医;少数民族医疗的康养理念、方法、产品 |
| 人文类 | 设施类 | 康体疗养设施、美颜养生设施、康体游乐设施、康养度假设施等 |
| | 活动类 | 康养节事、赛事活动等 |
| | 商品类 | 具有康养功能的农副产品、工业产品、传统手工制品等 |

自然康养旅游资源指自然环境、自然景观或地理特征对人们身心健康具有积极影响的资源。例如,温泉、海滨、森林、山脉、湖泊等自然景观能够提供舒适、有益于健康的环境,适合人们放松、休息和康复。

人文康养旅游资源主要包括文化、历史、传统习俗以及为人们身心健康提供服务的人文环境。这涵盖瑜伽、冥想、按摩、传统养生理念等。

① 陈建波,明庆忠,娄思远,等. 山地城市健康旅游资源及开发策略研究——以重庆市主城区为例 [J]. 西南师范大学学报(自然科学版),2016(10):75-80.

具有悠久历史和文化传统的地区、庙宇、庙会、特色养生村落、传统医疗机构等也被视为人文康养旅游资源的一部分。

这种分类方式强调了康养旅游资源对于旅行者健康和休闲体验的重要性。自然康养旅游资源提供了良好的自然环境,有助于身心健康的恢复和改善;而人文康养旅游资源则以文化、传统和特色服务为基础,满足人们对健康、放松和康复的需求。

这种分类方法为旅游规划者和产业从业者提供了指导,有助于更好地挖掘和开发这些资源,为人们提供更丰富、多样化的康养旅游体验。同时,这也强调了康养旅游资源的独特性和价值,对于促进健康旅游的发展具有重要意义。

2. 康养旅游产品

康养旅游产品是在传统旅游产品基础上,注重提供身心健康和平衡的体验,以满足人们对于健康、幸福和全面福祉的追求。这种类型的旅游产品在满足旅游需求的同时,强调提供康体、养生、心理放松、身心平衡等功能,旨在帮助旅行者在旅途中得到身心双重的愉悦和修复。

康养旅游产品的定义和分类尚未形成共识,存在多种解释。一些学者可能侧重于资源类型、康养功能、主题、旅游需求以及产品内容来进行定义和分类。这些产品涵盖了各种类型的旅游体验,如温泉疗养、静心冥想、瑜伽与冥想、大自然疗愈、文化交流等。这些产品不仅包含了景点和活动,还包括食宿、康复理疗、心理辅导等服务。

康养旅游产品的核心在于提供一种更深层次的旅游体验,强调人的身心健康与平衡。例如,一些康养旅游产品提供身体锻炼、营养饮食、精神放松、文化体验等多方面的服务,帮助旅行者恢复身心的平衡,并在旅行中获得健康和愉悦的体验。

这些产品需要依托特定的自然或人文资源,如温泉、自然风光、传统文化场所、康复中心等。它们的开发和提供不仅需要景点或活动本身,更需要专业的服务团队、健康专家、教练和相关设施,以确保旅行者能够真正从中获益并达到期望的康养效果。

总体来说,康养旅游产品的核心是提供一种能够满足旅行者身心健康需求的旅游体验。这些产品的开发和提供需要综合考虑资源、服务、专业指导以及旅行者的需求和期望,以创造出有益于身心健康的独特旅游产品。

## 二、康养旅游现状

康养旅游作为一个新兴的旅游形式，近年来在中国得到了快速发展，这主要是由于人们对健康和幸福生活的需求不断增加，促使了旅游业向更健康、更有益身心的方向发展。从国家政策、宏观环境以及市场需求的角度来看，康养旅游的现状和发展趋势十分值得关注。

中国康养旅游市场规模持续增长，显示了人们对身心健康的日益关注。这种趋势得到了国家层面的政策支持，如《"健康中国2030"规划纲要》《"十四五"旅游业发展规划》和《"十四五"国家老龄事业发展和养老服务体系规划》等文件，这些政策文件着重促进健康与旅游的融合发展，鼓励康养旅游业的发展，同时提供了政策支持和指导。

随着康养理念深入人心，康养产业已经成为推动高质量生活和高质量发展的新兴产业。国家相关部门出台了一系列政策措施，包括评定示范基地、推进森林体验基地及养生基地建设、促进健康旅游发展的指导意见等，都在不同程度上促进了康养旅游业的发展。

地方政府也开始在康养旅游领域进行积极的探索。甘肃、云南、海南、贵州等地出台了文旅康养产业的相关政策，打造国际康养旅游示范区、提出倍增计划等，意图吸引更多游客、投资者，推动当地康养旅游业的发展。

康养旅游市场呈现出多元化和多层次的趋势，不仅包括传统的养生度假、温泉疗养，还涉及运动健身、康复疗养、中医药养生等更多元化的项目。此外，康养旅游产品的创新和多样化也是未来发展的方向。

总的来说，康养旅游在中国的发展受到了多方面的支持和关注，从国家政策到地方探索，都在为这一新兴产业的发展提供了有利条件。随着人们对健康和幸福生活的追求不断升级，康养旅游有望在未来持续蓬勃发展，为旅游业注入更多创新和活力。

## 三、康养旅居运营模式建议

### （一）打造具有健康元素的特色物业管理服务是发展康养旅居的基础

康养旅居项目的成功在很大程度上取决于物业管理服务的质量。

这种类型的旅居不仅仅提供住宿和基本的设施，它更着重于为客人提供增进健康和福祉的服务。因此，物业管理在康养旅居中的作用至关重要。

1. 健康意识的培养与提升服务能力

物业管理团队需要接受专门的培训，加强他们的健康管理意识。这包括了解客人的健康需求，学习提供合适的服务和环境，例如提供健康饮食选择、促进运动和户外活动，以及提供放松和减压的空间。团队的服务能力也需要提升，以更好地满足客人的需求，包括提供个性化的康养建议和服务。

2. 特色服务的提供与多样化需求的满足

康养旅居的客人通常拥有多样化的健康需求。物业管理团队需要了解并满足这些需求，比如提供专业的健康咨询、瑜伽或冥想课程、健康餐饮选择等。个性化的服务可以增加客人的满意度，并提升他们的体验感。

3. 环境管理与安全保障服务

确保旅居的环境清洁和安全至关重要。这不仅包括日常的清洁和维护，还包括环境的设计，如自然光线、绿色植被和舒适的氛围。同时，提供安全保障服务也是必不可少的，确保客人在旅居中的安全与舒适。

4. 项目策划中的物业运营管理

物业运营管理不应该是单独考虑的一环，而是项目策划中重要的一部分。在规划旅居项目时，就要考虑到如何整合健康元素到物业管理服务中，包括设计、设施安排和员工培训。

综上所述，康养旅居项目的成功发展取决于物业管理服务的高质量和与健康元素的结合。通过提升团队的专业能力、提供多样化且个性化的服务、确保环境的舒适与安全，以及将物业管理作为项目规划的重要部分，可以打造出更吸引人且具有竞争力的康养旅居项目。

### （二）组建一支健康管理队伍是发展康养旅居的核心

在康养旅居项目发展中，建立一支专业的健康管理队伍是至关重要的，这个团队不仅提供基本的医疗服务，还在康养旅居内为客人提供健康管理和咨询，以提高他们的健康水平和生活质量。

#### 1. 综合健康管理服务

团队由医疗健康专家和助理组成，他们不仅提供基本医疗护理，还为客人提供综合的健康管理服务。这包括个性化的健康评估、疾病预防方案、康复计划，以及营养和运动指导等。他们不仅在客人有健康问题时提供帮助，还着重于预防性的健康管理，提高客人整体健康水平。

#### 2. 提供健康饮食和运动指导

团队应当提供健康饮食方案，针对客人的健康状况和个人需求提供适当的饮食指导。同样，他们也应该提供运动指导，推荐适合客人的运动方式，以提高身体健康水平。

#### 3. 心理健康支持与压力管理

康养旅居的健康管理团队也应重视心理健康。他们可以提供心理健康支持服务，帮助客人应对压力和焦虑，以维持良好的心理健康状态。

#### 4. 教育和健康意识提升

团队也承担着教育的责任，通过访谈、讲座等形式，提高客人对健康管理的认识，增强他们的健康意识，使他们能够更好地管理自己的健康。

通过提供这些健康管理服务，康养旅居不仅仅是提供舒适的住宿和设施，更是致力于为客人提供综合的健康体验。这样的服务将满足当今社会中越来越多人对健康管理和服务的需求，促进客人的健康和生活质量的提升，同时也为康养旅居项目的长期发展提供了坚实的基础。

### （三）根据不同生命周期的人群设计不同的类型服务或产品是提升康养旅居消费品质的有效路径

在发展康养旅居项目时，针对不同生命周期的人群设计不同类型的服务或产品是提升消费品质的有效路径。不同年龄段的消费者有不同的健康需求和生活重心，因此个性化、针对性的服务能够更好地满足他们的需求。①

健康生命周期内的消费人群主要追求精神上的享受和提升。康养旅居可以提供精神享受的旅游体验，并为这类消费者提供健康导游和健康管理助手。这意味着提供一系列精神放松、心灵平静的活动，以帮助缓解压力、提高生活质量和工作效率。

老年消费人群更关注康养和健康管理。康养旅居应提供符合老年人需求的配套设施，不仅仅是基础设施，还包括妇幼保健和基础教育等。此外，面对老年人普遍存在的慢性疾病问题，健康管理团队应提供用药提醒与指导服务，并在紧急情况下提供救助服务。

针对这两类不同的消费人群，康养旅居可以通过以下方式提升服务品质：

#### 1. 差异化服务设计

根据不同需求，康养旅居应开发各种健康管理服务和活动，如文化娱乐活动和健康指导课程，以满足不同人群的需求。

#### 2. 提升健康管理团队的能力

康养旅居应提供专业的健康管理服务，包括定期健康评估、定制化健康计划，以及实时健康咨询服务，为不同群体提供精准有效的服务。

#### 3. 医疗与社交结合

结合医疗保健服务和社交活动，康养旅居项目应致力于成为一个促进社交、精神愉悦和健康管理的场所。

通过提供符合不同生命周期人群的需求的个性化服务，康养旅居能够更好地满足客人的期望，提供更加全面和综合的健康管理，从而为康

① 傅萍．浅谈康养旅居运营模式[J]．中外企业家，2019（12）：215.

养旅居产业的发展打下坚实基础。通过持续强化健康管理与服务，加强健康管理服务团队的培训，康养旅居不仅可以创造经济价值，还能够实现健康中国的战略目标，提供全方位的健康保障和人文关怀。

## 第二节 乡村振兴与农村旅居康养模式的创新路径

### 一、乡村康养旅游的内涵

康养是指健康、养老和养生，它通过一定的养生和医疗手段，满足人们对健康幸福生活的追求，使人们的身体、心理都处于一种健康良好的状态。康养旅游是以健康、养生等为目的的暂时性跨地域旅游活动，相较于传统的旅游活动具有特殊的功能性，以改善身心健康。乡村康养旅游即发生在乡村地区的康养旅游活动。

目前，中国已然进入老龄化社会，很多中老年人在生理或者心理上处于亚健康状态。同时，城市年轻的白领阶层由于长时间的工作压力与高负荷的工作量，使其身体长期处于亚健康状态。此外，不良生活习惯导致的一系列问题呈现出低龄化趋势。与上述问题相对应，有助于满足人民美好生活需求的康养活动越来越受到人们的重视，康养旅游的发展迎来了重大的发展机遇。

纵观国内外康养旅游产业的发展，世界各国都进行了一系列的探索。就康养产业政策而言，美国于1969年将健康管理纳入国家医疗保健计划，日本在2002年发布了《健康促进法》，中国自2013年先后出台了《关于加快发展养老服务业的若干意见》《关于促进健康服务业发展的若干意见》《国家康养旅游示范基地标准》和《关于启动全国森林体验基地和全国森林养生基地建设试点的通知》等产业政策及文件。就康养旅游模式而言，各国根据本国特点构建了不同的康养模式，如土耳其的坎加尔鱼温泉旅游模式，德国、日本不同类型的森林康养模式。我国也形成了具有地域特色的康养旅游模式，如海南省候鸟式康养模式、四川攀枝花阳光之旅康养模式。

旅游是康养活动的一种，康养是旅游活动的重要内容。康养旅游是一种以康养为目的伴随地域转移的短期休闲活动。与欧洲、加拿大和澳大利亚等区域(国家)成熟的康养旅游目的地相比,中国的康养旅游仍处于起步发展阶段。"在旅游中养生,为养生而旅游"已然成为现代人的时尚康养理念。乡村地区拥有优越的康养环境和资源,乡村康养旅游的发展具有很大的潜力。现阶段,抓住乡村振兴战略契机,将健康养生元素融入乡村地区旅游业发展之中,把休闲、养生、健康贯穿于乡村旅游的"吃、住、行、游、购、娱"各环节,是促进乡村康养旅游发展的首要措施。

## 二、康养旅游和乡村振兴

乡村振兴战略旨在振兴乡村,乡村康养旅游可作为有力抓手。乡村振兴战略和乡村康养旅游的发展并不是单向的乡村振兴战略促进乡村康养旅游的发展或者乡村康养旅游的发展助推乡村振兴战略的实现,而是二者在乡村发展过程中的相互促进。

### (一)乡村振兴促进乡村康养旅游

产业兴旺形成乡村康养旅游的基础。乡村振兴战略明确提出,想要保证农村农业优先发展,就要保障农产品的供给,确保国家粮食安全。如果仅将第一产业作为乡村的主要产业,那么乡村经济对国民经济增长的贡献就会很小,故而需要在保证农业发展的基础上实现第一、第二、第三产业的融合发展,促进乡村产业链的延伸,实现三大产业兴旺。因此,这需要全面发掘农业的多功能性,开发农业除经济层面以外的文化功能、生态功能(表 4-3)。具体而言,一方面,注重农业的休闲、文化教育、生态保护功能,为乡村康养旅游提供资源要素;另一方面,结合绿色农产品加工、康养设备制造等第二产业,为乡村康养旅游发展提供支持。

表 4-3 农产品多功能性分类

| 功能性分类 | 具体功能 | 作用 |
| --- | --- | --- |
| 经济层面 | 食品生产、经济产业发展 | 稳定供给农产品,保障国民生产需求,增加农业收入 |
| 政治层面 | 国家安全 | 保障粮食安全、食品安全、食品主权 |

续表

| 功能性分类 | 具体功能 | 作用 |
| --- | --- | --- |
| 文化层面 | 医疗、休闲和旅游文化教育 | 提供休闲旅游空间，为新业态的培养创造空间；陶冶自然情操，了解农业文明，体验传统民俗风情 |
| 生态层面 | 生态环境保护、物种多样性 | 保全国土及居住环境、保护生物资源，维持人类社会与自然界和谐共存 |

（1）生态宜居利于开发乡村康养旅游项目。乡村振兴战略明确提出要保证乡村地区生态宜居，乡村产业的发展不能以牺牲绿水青山为代价。康养旅游对目的地的气候条件、空气质量、水域环境等方面有着极其严格的要求。如果生态环境遭到破坏，康养旅游的发展也就无从谈起，生态宜居才能保证乡村康养旅游的可持续发展。

（2）乡风文明提升乡村康养旅游体验。乡风文明要求对优秀传统文化加以传承与创新，使其既能体现具有中国特色的五千多年农耕文明，又能彰显与现代社会工业化、信息化相适应的现代文明。乡村康养旅游涉及游客需求与体验，游客体验在一定程度上直接影响游客的满意度、重游率，进而影响游客选择目的地进行深层次康养活动。乡风文明是游客在目的地"全域"范围的深度体验，渗透于游客在目的地的吃、住、行、游、购、娱之中，能够切实提高游客的满意程度，进而促进康养旅游的发展。

（3）治理有效保障乡村康养旅游发展。治理有效不仅能够切实提升农村居民的主人翁意识以及乡村集体意识，还能提升乡村居民的法律意识，减少危害社会的违法违纪行为。党的十九大报告明确指出，要加强农村基层组织建设，健全自治、法治、德治相结合的农村治理体系。这就要求在法律允许的范围内提升乡村的自治水平，结合本土特色制定相应的政策制度，增加其灵活性，以服务于乡村康养旅游的发展。

### （二）乡村康养旅游助推乡村振兴

（1）乡村康养旅游促进产业兴旺。乡村康养旅游涉及工业、农业、医疗、旅游、文化等相关产业。乡村康养旅游的发展能够整合、盘活乡村地区的相关产业，以促进乡村产业兴旺。例如，康养旅游与工业结合形成康养工业，为康养旅游活动提供工具和设备；康养旅游与食材结合形成绿色食品，为游客提供健康食材；康养与农业结合诞生休闲农业，开发农业的文化功能。乡村康养旅游与其他产业结合，能有效延长产业链、价值链，切实促进相关产业兴旺。

（2）乡村康养旅游促进生态宜居。学者王会等以经济学为背景，通过理论建模分析绿水青山（生态环境）与金山银山（经济收入）之间的关系得出，当绿水青山的非消耗性使用方式能够获得多于消耗性使用方式利润时，人们就会选择保护更多的绿水青山以获得更大的效用。康养旅游的发展能够带来巨大的经济效益，进而促进乡村地区保留更多的绿水青山，促进生态宜居。如四川省攀枝花市自2012年提出发展康养旅游至2017年，5年间该市不仅在旅游人次上增长了约172%、在旅游业总收入上增长了约318%，还在环境保护上取得了可喜的成绩。

（3）乡村康养旅游促进乡风文明。乡村康养旅游的发展，一方面，能促进乡村基础设施的完善，如垃圾处理设施的增加、厕所的改良、道路的通达等，进而促进乡村物质文明建设；另一方面，能给乡村地区带来巨大的经济利润，仓廪实而知礼节，衣食足而知荣辱，进而促进乡村精神文明的建设。

（4）乡村康养旅游助推生活富裕。发展乡村康养旅游不仅能够创新乡村农业发展模式，增加乡村居民就业机会，保证部分乡村居民享受康养旅游带来的效益，有利于增加乡村居民的收入，实现生活富裕，还能避免乡村康养旅游的发展脱离乡村本土特色。

## 三、乡村发展康养旅游的优势

康养旅游相较于传统的旅游活动具有特殊性，即乡村特征，乡村地区更适合发展康养旅游产业。乡村地区，不仅有美丽的自然风光、淳朴的乡村风情可供游人观赏、体验，还有优质的空气、水源以及丰富的森林、温泉等康养旅游资源，以促进游客的身心健康。

### （一）优质空气

空气质量会影响人类的健康。据世界卫生组织统计，2012年约650万例死亡与室内和室外空气污染有关，占全球当年总死亡人数的11.6%。优质的空气不仅对呼吸系统疾病患者能产生良好的调养效果，还对身体健康的人产生良好的滋润效果。中国范围内的多数乡村地区工业开发较少，鲜有空气污染，空气质量佳，能够吸引城市居民进行康养旅游活动。

### （二）纯净水源

水是生命之源，人们的正常生活离不开水。事实上，水除了能够保证人类生命的正常运转外，优质的水源里含有大量的可被人体吸收的微量元素，能够对人体健康产生极大的影响。得益于乡村地区优质的水源，中国的许多长寿人口聚居区都分布在江河流域的乡村。

### （三）特色资源

温泉活动有助于康体、养生。温泉中的微量元素不仅能够透过人体皮肤被人体吸收，改善人体的肝、肾、胃功能，还能附着于人的肌肤之上起到保护和治疗作用，还能通过水蒸气进入呼吸道起到养生作用。

森林对人能起到良好的养生保健作用。首先，森林的绿色给人以宁静、舒适、生机勃勃的感觉，能够缓和紧张的心情、稳定情绪。有研究表明，森林植物能够分泌杀菌物质。另外，森林含氧量高且含有较多的负氧离子能够促进人体新陈代谢，使呼吸平稳、血压下降、精神旺盛以及人体免疫力提高。

中药能够通过合理的搭配对人体起到良好的保健作用。中医药是中华民族的瑰宝，中药养生重在养生的总体性和系统性，能够很好地预防疾病，符合当代人对养生的需求。同时，中医药能够通过调节人体内在机理达到治愈疾病的目的。

## 四、乡村康养旅游的发展路径

乡村地区康养条件优越、康养资源丰富，结合乡村振兴战略，全方位规划乡村康养旅游产业，对于实现乡村振兴具有重大的时代意义。

（一）完善顶层设计

各级政府应以乡村振兴战略为契机，制定针对乡村康养旅游产业发展的具体指导意见及政策。各级政府需要制定出各县、乡、村康养旅游产业发展规划，针对不同地区的区位、资源等差异，进行整体规划、科学布局。具体而言，各级政府应针对不同的资源优势，形成不同类型的康养旅游产品，如针对森林资源丰富的地区，可打造专业的乡村森林康养旅游目的地。

（二）促进产业融合

乡村康养旅游的发展并非只涉及第三产业，更是第一、二、三产业的有机融合，避免割裂产业之间的联系。为促进康养相关产业融合，首先，政府需要出台相关政策，引领企业深入开发农业的非经济功能，将农业资源转化为农业观光旅游以及农业体验旅游等深度体验乡村康养旅游资源。其次，政府需要促进农产品二次加工，如开展康养绿色食品加工制造等，使农业、工业和康养紧密联系在一起。就工业而言，还可以开展康养装备制造等工业生产，促进三大产业与乡村康养旅游的深度融合。

（三）增加配套设施

乡村康养旅游对配套设施有基本需求，重在对现有的乡村康养旅游配套设施进行改造升级。首先，政府及康养企业要维护好现有的配套设施，对于现有的涉及交通、网络等康养公共基础设施，加大管理力度，进行必要的保养与维修。其次，政府应增加乡村康养目的地基础设施建设，从数量和质量两方面推进，重点从交通、通信等配套设施着手，切实提升乡村康养产业的服务能力。再次，资源应向乡村地区倾斜，将康养产业基础设施建设的重心由城市向乡村地区转移，充分利用乡村地区是发展康养旅游的广阔天地。最后，政府应出台相应的激励措施，积极鼓励私营企业参与康养旅游开发，创新康养旅游资源整合模式，提升资源利用效率。

（四）培育康养人才

乡村康养旅游的发展离不开康养人才的培育。首先，政府需要设定人才标准，制定乡村康养旅游从业者的人才培养管理制度及从业标准，以提高乡村康养旅游从业者的素质和技能。其次，相关高等院校应设立相关专业，培育专门人才，为乡村康养旅游发展培养高级复合型人才。再次，政府可以鼓励企业育人，对开展乡村康养人才培育活动的企业给予一定的财政支持和补贴，如开展康养旅游基础知识培训、康养专业技能培训、康养产业经营经验交流等。最后，政府可以通过一定的措施引进一批具有丰富康养旅游产业经验的精英翘楚，以带动乡村康养旅游的发展。

## 第三节　旅游养老的发展模式及其推进路径

### 一、旅游养老模式的需求主体分析

中国正在逐步进入长寿时代，2019 年我国居民人均预期寿命已经提高到 77.3 岁，北京、上海等大城市居民人均预期寿命早已超过 80 岁。2016 年，中共中央、国务院发布了《“健康中国 2030”规划纲要》，提出了健康中国建设的目标和任务，并对促进健康老龄化作出具体安排。《国务院关于实施健康中国行动的意见》（国发〔2019〕13 号）、《健康中国行动（2019—2030 年）》相继出台，加快推动从以“疾病”为中心向以“健康”为中心转变，加快推动从注重“治已病”向注重“治未病”转变。党的十九大报告指出，要积极应对人口老龄化，构建养老、孝老、敬老政策体系和社会环境，推进医养结合，加快老龄事业和产业发展。党的十九届四中全会进一步要求积极应对人口老龄化，加快建设居家社区机构相协调、医养康养相结合的养老服务体系。可见，在人口老龄化快速发展、社会生活水平不断提高的背景下，生态康养契合人们美好生活内在需求，作为一种寻求主动健康的养老方式具有十分广阔的发展前景。老年人作为养老主体，对于生态康养宜居环境也具有特定的要求。

随着中国人口老龄化加速和居民生活水平提升，人们对健康和养老产生了新的需求，催生了对生态康养的追求。这种养老方式强调与自然环境的互动，维持健康、延长寿命，满足老年人对宜居环境和全面健康管理的需求。2016 年，中共中央、国务院发布了《"健康中国 2030"规划纲要》，强调以预防为主的健康管理，与生态康养理念契合；老年人期待清新空气、自然风光和健康食品，需有设计合理的社区设施满足其身心健康需求；未来养老服务将更多整合医疗、家庭和社区服务，拥抱生态康养，但面临的挑战包括成本、社区规划和服务标准等，需要综合解决；科技创新在智能设备和生活管理方面推动生态康养发展。综合而言，生态康养不仅是养老方式，更是对健康、自然环境和社区建设的综合要求，有望成为未来中国养老服务的重要发展方向。

（一）人口老龄化快速发展

21 世纪的中国是不可逆转的老龄化社会。据预测，到 2025 年，我国老年人口将达到 3.08 亿人，占总人口的 21.1%，五个人当中就有一个老年人。2050 年达到 4.83 亿人，占总人口的 34.1%，届时三个人当中就将有一个老年人，之后进入相对稳定的重度人口老龄化平台期。

在相当长时间内，我国老年人都将以低龄老年人为主体，同时高龄老年人口规模也在不断增长。到 2050 年，则将突破 1 亿人，占老年人口的 22.5%，每四个老年人中就有一个是高龄老人（图 4-4）。

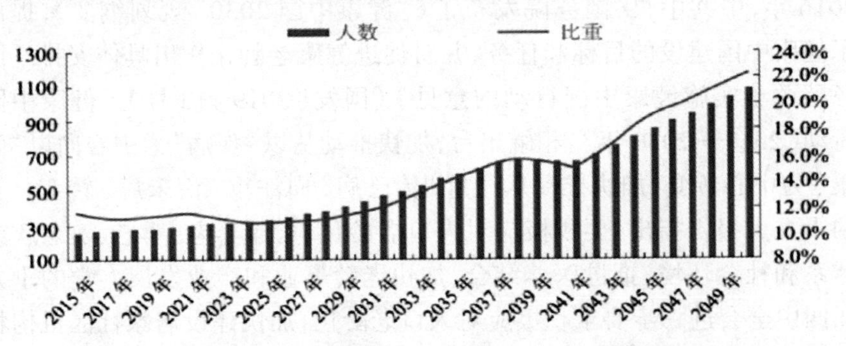


图 4-4　2015—2050 年我国 80 岁及以上人口规模及其比重

### （二）老年人的健康特征

老年人的健康特征在当前社会背景下引起了广泛的关注，对老年人的慢性疾病、认知障碍、跌倒风险和营养问题的探讨至关重要。

随着社会医疗水平的提高和人们生活方式的改变，慢性疾病成为影响老年人健康的主要问题。心血管疾病、慢阻肺、糖尿病和肺癌等慢性病的患病率不断攀升。特别是糖尿病，预计将成为慢性疾病中最普遍的疾病之一。这将给个体的健康和生活带来严重影响，并给医疗系统和社会带来负担。

老年期的认知障碍综合征，即老年失智症，也是一个令人担忧的问题。随着人口老龄化，老年失智症的患病率呈逐年上升趋势，对家庭和社会产生医疗和照护双重压力。这种疾病的特点在于照护难度大且所需时间长，给家庭和照护机构带来巨大挑战。

老年人的跌倒风险是另一个备受关注的问题。数据显示，老年人群是发生跌倒并导致死亡的高危人群。这些跌倒导致的受伤和并发症给医疗系统和家庭带来负担，因此预防和处理老年人跌倒是至关重要的。

老年人的膳食和营养问题也需要关注。许多老年人面临营养不良、贫血等健康问题。这可能与饮食习惯、口腔健康、经济条件等因素有关。营养不良可能导致免疫力下降、疾病风险增加，进而影响生活质量和健康状况。

综合来看，老年人的健康问题是多方面的，受到医疗、社会、家庭等多方因素的影响。预防措施和综合性的干预计划至关重要，包括健康教育、定期体检、膳食指导、提供更好的长期护理和认知疗法等。政府、医疗机构和社会需共同努力，以应对老年人健康问题的挑战。

### （三）老年群体的需求变化

老年群体的需求随着内部更替和不断提升的经济、教育和健康状况发生了重大转变。这些变化对政策制定和社会实践具有深远意义，特别是在满足老年人多元化需求和促进积极老龄化方面。

新老年群体对自主决策更为重视，更倾向于积极主动参与社会、家庭和个人生活的方方面面。他们的消费意识更强，更注重个性化、品质和服务体验，而非仅满足基本生存需求。因此，需求更加多元化，包括精神文化需求、休闲娱乐需求和社交交流需求。

与以往更强调物质需求不同,新老年群体更关注精神和身体健康,追求更高品质的生活。他们更注重养生保健,追求身心平衡,重视生活品质和幸福感。这可能会促进更多对健康促进、康复和心理咨询等服务的需求。

新老年群体更看重社会参与,希望继续为社会作出贡献,保持活跃的社交生活和参与度。同时,他们寻求实现自我潜能和价值,更关注个人成长和发展,包括学习新技能、追求兴趣爱好和参与志愿活动等。

根据马斯洛的需求层次理论,这一新老年群体的需求更多集中在层次的上层,如尊重、自我实现和社会参与。这暗示了社会和服务机构需更多考虑提供有针对性的服务,包括文化娱乐、健康管理、社交活动和教育培训。

这种需求的变化意味着政策和实践需要调整以满足新老年群体的需求,包括社区服务设施的建设、提供丰富多彩的社交和文化活动、促进医疗保健和养生服务的发展,以及支持终身学习和志愿者服务等。

综合来看,随着新老年群体的崛起,需求的变化将对社会、政府和企业提出新的挑战,也给予了更多发展和创新的机遇。适应新老年群体需求的服务和政策将有助于推动积极老龄化,为社会的可持续发展作出贡献。

## 二、旅游养老环境建设趋势

### (一)强化积极老龄化理念引领

旅游养老是积极老龄化理念在康养宜居环境中的一个重要体现,可以为老年人提供更加活跃、多元的生活方式和社区参与体验。这种养老方式结合了旅游和养老,通过旅游的方式提供更丰富的社交和文化体验,同时满足老年人对康养宜居环境的需求。

旅游养老的优势之一是提供不同层次、价格、风格的住宿选择,满足老年人的经济需求。老年人可根据偏好选择适合自己经济能力的住所,保障其在旅游养老过程中的经济负担。

旅游养老提供了丰富多样的旅游选择，老年人可选择不同类型的养老地点，有利于促进身心健康。这种环境下，老年人可以参与各种旅游活动，拓宽视野、增加社交互动，从而促进健康。

在旅游养老中，老年人有机会参与各种旅游活动，例如旅行团、社交聚会和当地社区文化活动等，这提升了他们的社交和文化体验。同时，老年人也可以参与旅游目的地的社区建设和服务中，增强其社区参与感。

针对旅游养老的环境，安全性尤为重要。旅游养老机构和服务方面需要提供安全可靠的住宿和旅游体验，确保老年人在旅游过程中安全有保障。

综合来看，旅游养老是一种积极老龄化理念在康养宜居环境下的延伸，其提供了丰富的社交、文化和体验活动，同时为老年人提供了多样化的健康、安全、舒适的居住环境。这种模式有望满足老年人对康养环境多样性的需求，让他们在不同的地点和环境中度过更加充实、积极的晚年生活。

### （二）适老化是标配不是高配

旅游养老概念是适老化理念在行动上的延伸，它可以为老年人提供适应不同需求的多元化、个性化的生活方式。通过旅游养老的模式，老年人能够在探索新地点和文化的过程中获得更丰富的生活体验，同时获得适老化环境和支持。

旅游养老不仅提供短期的旅行选择，也能提供长期居住的环境。旅游养老目的地可以设计不同类型、适老化的住宿设施，包括老年人公寓或者特别设计的住所，满足老年人在不同目的地的长期居住需求。

在旅游养老模式下，提供符合老年人特殊健康需求的健康服务是至关重要的。这包括在旅游地点提供多样化的医疗卫生服务、长期照护服务，以及针对老年人健康问题的指导和支持。

旅游养老可以让老年人接触不同地域的社会文化环境，扩展其社交圈，获得新的文化体验。这种体验有助于消除对不同年龄层的歧视，提升社会对老年人的尊重和认可。

通过旅游养老，老年人不仅可以在旅行中获得愉快体验，还能参与当地社区的文化活动、志愿服务等，增进社会参与感，同时也促进年龄间的交流和互动。

综合来看,旅游养老作为适老化环境的延伸,为老年人提供了更多的选择和灵活性,能够满足不同老年人的需求。这种模式不仅让老年人在不同环境中生活更加富有和多元,同时也为其提供了更为适宜、有益的生活环境和社会文化支持。

### (三)优化生态旅游养老外部环境

生态康养的外部环境在旅游养老中具有重要作用。旅游养老需要依托生态环境的优势,为老年人提供更全面、舒适的养老服务和环境体验。

生态康养环境应具备丰富的自然资源,如清新空气、优美的风景、适宜的气候等。这些资源不仅有助于老年人的身心健康,还提供了丰富的户外活动场所,如徒步、观鸟、园艺等,促进老年人的锻炼和放松。

旅游养老的生态环境需以生态保护和绿色发展理念为基础。这不仅有助于创造优美的环境,还能为老年人提供清洁、健康、可持续的居住环境。政府和相关机构需要致力于生态环境的保护,确保资源的可持续利用。

生态养老城市发展康养产业链,提供丰富的康养服务和产品。这包括生态休闲旅游、健康管理与医疗、文化、教育、科研、信息产业等,为老年人提供多元化的选择,满足不同需求。同时,对各产业的发展需以生态环境保护为前提,确保发展的可持续性。

高铁的发展和城市群的形成,为旅游养老提供了更便捷的交通网络和更广泛的选择。老年人可以更便利地前往各种生态康养目的地,获得更多的选择和灵活性。同时,高铁和城市群的发展也为康养产业提供更广阔的市场和更多的发展机遇。

高铁和城市群的发展还为异地康养提供了新的机遇。老年人可以更方便地选择不同城市的养老环境,享受不同地域的生态和文化资源,进而拓展其养老生活的多样性。

在生态康养外部环境方面,政府、企业和社会应当共同努力,以提供丰富、健康、可持续的生态环境为目标,为旅游养老提供更多元化、个性化的选择,满足老年人的不同需求,促进其健康、幸福的晚年生活。

## 第四节　康养旅游产品开发的现状及策略

### 一、康养旅游产品开发的意义

康养旅游产品开发在当今社会具有重要意义。这种结合旅游与健康的新兴产业形态是针对现代人日益增长的健康需求而产生的。随着生活水平的提高和人们健康意识的增强，人们开始更加关注生活质量和健康管理，而康养旅游产品的开发正是迎合了这一趋势。

首先，康养旅游产品的开发是对健康需求的回应。随着社会老龄化和生活压力增大，人们对健康的关注程度不断提高。康养旅游产品不仅提供了放松身心的旅游体验，同时也结合了健康管理、养生保健等元素，满足了人们在旅行中对健康的追求。

其次，康养旅游产品开发推动了旅游业的创新和发展。传统旅游业已不能完全满足人们多样化的需求，而康养旅游的涌现为旅游业带来了新的发展机遇。通过结合健康、养生、美容、运动等元素，康养旅游产品为旅游业注入了新的活力，拓展了旅游产品的多样性和可选择性。

另外，康养旅游产品开发对旅游目的地建设和规划也提出了新要求。这种形式的旅游需要更多专业的健康设施、养生资源和服务设施，因此推动了旅游目的地朝着更健康、宜居的方向发展。这也为当地经济发展、就业创造了新的机遇。

总的来说，康养旅游产品的开发不仅仅满足了人们对健康的需求，也为旅游业的发展带来了新的机遇和挑战。它不仅关乎旅游产品本身，还牵涉旅游目的地的规划建设、社会经济的发展等多个层面，具有重要的现实意义和深远影响。

### 二、康养旅游产品开发现状

康养旅游产品开发在当前的市场环境中呈现出一些特定的现状。

首先,从开发主体来看,尽管市场需求不断刺激着大型文旅企业和房地产企业纷纷进入康养旅游市场,但大部分企业仍在初级阶段,以"康养"为噱头进行营销概念,实质上却仍以房地产开发为主。这导致真正以康养旅游为主题的产品业态供给严重不足,专业性不足,缺乏针对不同人群的多样化康养旅游产品。

其次,康养旅游产品类型相对单一。目前的产品大多依托生态环境、气候等康养旅游资源,简单地进行叠加,例如中医药园观光、温泉水疗等,但还未涉及更深层次的康养服务,如医疗技术、食疗、康复休闲等产品。这导致产品的吸引力不足,难以满足游客的内心需求,同时缺乏产业融合和专业性,尚未形成完善的康养旅游产品体系。

最后,康养旅游市场难以完全满足不断变化的需求。尽管康养旅游市场已经形成多类型产品体系,但仍存在产品质量不高、同质化严重、缺乏特色和吸引力等问题。市场更偏向于关注老年市场和亚健康市场,却忽视了中青年市场、性别市场和家庭亲子市场等多样化需求。

总的来说,康养旅游产品开发仍面临诸多挑战,需要更多专业性、多样性和个性化的产品推出,以满足不同人群的需求,促进康养旅游市场的更全面发展。企业需要更深入地理解康养理念,并以更专业的态度去探索和开发康养旅游产品,以迎合不断变化的市场需求。

## 三、康养旅游产品开发的策略

### (一)加快康养旅游发展的总体方略

#### 1. 发展思路

当前,我国康养旅游领域展现出了明显的优势和潜力,但也面临着挑战和压力。展望未来,要着眼于高质量的旅游发展和构建"健康中国",需要以习近平新时代中国特色社会主义思想为指导,全面贯彻党中央和国务院的决策部署,探讨更为有力的发展思路和行动方案。

在发展思路方面,我们必须坚持创新、协调、绿色、开放、共享的新发展理念。这意味着要以创新为动力,协调各方面资源,推动绿色发展,开放合作,以及最终实现共享发展。同时,我们应利用"一带一路"倡议、长江经济带等国家机遇，结合“健康中国”和乡村振兴战略，将康养旅游作为文旅产业转型升级的关键方向。

发展策略应围绕着全域旅游，以环境保护为基础，以产品创新为核心，以提升服务标准和设施为保障。这意味着在我国丰富的自然和文化资源基础上，紧密迎合国内外市场需求，推出以特色鲜明、吸引力强的康养目的地和旅游线路，培育知名品牌和服务载体。同时，我们需要加强资源整合、优化发展布局，逐步实现全国范围内“联动各省、面向全国、辐射全球”的康养旅游产业格局。

关键在于强调标准化建设，因地制宜地推进康养旅游的发展，确保产品和服务质量，让康养旅游产业体系符合“健康中国”建设的目标。这种方式能够推动我国文旅产业迈向高质量发展的方向。

为实现这些目标，需要政府、企业、学术界和社会各界共同努力。政府需要提供政策支持和产业引导，鼓励企业进行创新开发。企业应当注重产品品质和服务提升，积极参与产业融合。学术界和社会各界应积极参与和支持康养旅游理念的推广和实践。

2. 发展原则

（1）政府引导，市场主体

这个原则突出了政府和市场在康养旅游发展中的作用。政府在建设和规划方面发挥重要作用，提供基础设施和政策支持，确保行业发展方向。市场主体则在创新和投资方面起主导作用，通过市场手段推动行业的不断发展和壮大。

（2）创新驱动，融合发展

康养旅游的特殊性要求在政策、产品、服务等方面持续创新。我们应整合新技术，打造独特的体验，满足游客多样化的需求；利用人工智能、大数据等技术，提高服务水平，增强行业的吸引力和竞争力。

（3）突出特色，培育品牌

区域特色是吸引游客的重要因素。因此，我们应培育和强化康养旅游的地方特色，推出差异化产品和服务，避免同质化竞争。通过挖掘和发展当地资源，培育独具特色的康养旅游品牌，提高地方的竞争力。

（4）开放合作，互利共赢

康养旅游是一个全球性的行业。我们应积极参与国际合作、吸引国际医疗机构、制定明确的营销策略，有助于吸引更多的国际游客。同时，国内省际的合作也很重要，共同打造更具吸引力的旅游线路和体验。

（5）绿色环保，生态友好

康养旅游业对自然资源和生态环境的依赖性极高。保护和维护好自然环境，是持续发展的基础。我们应重视绿色、生态友好的发展，杜绝破坏环境的行为，提倡可持续发展理念。

这些原则在康养旅游的发展中扮演着至关重要的角色，不仅为产业提供了发展方向，也体现了对生态环境、市场需求和创新的关注。通过贯彻这些原则，可以帮助康养旅游产业建立可持续发展的基础，实现更健康、更有活力的发展方向。

3. 发展目标

通过不断努力，加强各方合作，创新发展模式，并且强调生态友好和可持续性，中国的康养旅游产业将有望在全球舞台上发挥更加重要的作用，为经济增长和社会发展作出积极贡献。

到2025年，首要目标是基本形成全国康养旅游高质量发展体系。这涵盖了建成具有特色、国际化水平高和吸引力强的康养旅游基地和目的地。这一阶段的关键在于打造引人注目的品牌，推广各地的特色发展模式和经验。同时，这个阶段着重于吸引国内外游客，让他们对中国康养旅游有更深的认知和兴趣。

而到2035年，目标更为雄心壮志，旨在全面建成符合我国现代化要求的康养旅游服务供给体系。在这个阶段，关注点将更加强调服务水平和标准的提升，完善服务体系，以及逐步优化发展环境。国际化、智慧化和高端化的康养旅游目的地将成为中国特色的重要代表，整个产业的发展层级也将显著提升。

这两个阶段的目标直接对应了之前提到的关键方面，如经济增长与可持续发展、服务质量与多样性、推广健康生活方式、创新发展模式和科技整合、文化传承与区域特色以及国际合作与开放共赢。

实现这些目标需要综合各方力量，包括政府、企业和社会。我们需要投入大量资源和不断创新，以满足人们对健康、休闲和生活品质提升的需求。同时，这也需要在发展过程中充分考虑生态保护、社区文化的传承和地方特色的展示，以确保发展的可持续性和地区间的差异化。

4. 发展布局

康养旅游业在全国范围内的规划和发展构想体现了多层次的布局结构，通过"一圈"[①]"三线"[②]"四区"[③]"五点"[④]为不同地域的康养旅游特色划定了清晰的发展方向。这布局不仅为康养旅游业的多样特色发展提供了指引，还鼓励了地区间的合作互动，推动了互补发展的可能性。

然而，这一发展布局也面临着一系列挑战。如何平衡保护与开发、协调整体规划与地方特色、统一服务水平与标准以及促进区域间的协调合作是需要解决的重要问题。克服这些挑战需要各方共同努力，确保康养旅游业持续发展，并为游客提供丰富而安全的体验。

总的来说，这一规划为康养旅游业的发展提供了全国范围内的引领方向，促进了不同地区特色的发展，并强调了多方合作与共同发展的必要性。克服挑战、协调发展，是推动康养旅游业健康发展的重中之重。

（二）加快培育康养旅游发展的主选类型

综合考虑我国生态环境和森林、温泉、湖泊、阳光等自然资源条件，以及宗教文化、中医药文化等文化资源优势，结合未来康养旅游市场需求，我们应优先发展生态型康养旅游、重点发展文化型康养旅游、创新发展医养型康养旅游、加快发展运动型康养旅游，为"健康中国"建设提

① "一圈"即西南康养旅游圈，地域上主要包括四川、贵州、云南、广西和重庆，旨在构建以生态、运动、民族文化为特色的康养旅游体系。

② "三线"即长江康养旅游线、丝绸之路康养旅游线、东北康养旅游线。其中，长江康养旅游线涵盖了上海、江苏、浙江、安徽、江西、湖北、湖南、重庆、四川、云南、贵州等11个省市，以文化型康养旅游和生态型康养旅游为特色；丝绸之路康养旅游线包括陕西、甘肃、宁夏、青海、新疆五省区，以文化型康养旅游为特色；东北康养旅游线包括辽宁、吉林、黑龙江三省，以运动型康养旅游为特色。

③ "四区"即环渤海康养旅游区、长三角康养旅游区、两湖康养旅游区、中原康养旅游区。环渤海康养旅游区包括河北、山东、辽宁三个省份，以中医药文化康养旅游和温泉康养旅游为特色；长三角康养旅游区包括江苏、浙江、安徽三省，以中医药文化康养旅游、医疗康复康养旅游为特色；两湖康养旅游区以生态型康养旅游和宗教文化康养旅游为特色；中原康养旅游区包括山西、河南两省，以文化型康养旅游为特色。

④ "五点"包括海南、西藏、内蒙古、广东、福建五省区的康养旅游。海南以医疗康复康养旅游和生态型康养旅游为特色，西藏以民族文化康养旅游为特色，内蒙古以生态型康养旅游和文化型康养旅游为特色，广东以文化型康养旅游为特色，福建以生态型康养旅游和文化型康养旅游为特色。

供有力支撑。

1. 优先发展生态型康养旅游

优先发展生态型康养旅游，特别聚焦于我国西部地区。这一地区可借助丰富的自然资源，强调森林、温泉、阳光、气候、田园乡村等元素，为康养旅游产品开发提供了重要思路。旅游目的地主要分为森林、温泉、阳光、气候、滨海、滨湖、田园乡村、草原等地区，每个区域都结合当地资源和特点，为游客提供丰富多样的康养旅游产品。

各个地区着重打造不同类型的康养旅游产品，通过整合资源和特色，推动森林康养旅游、温泉康养旅游、阳光康养旅游、气候康养旅游、滨海康养旅游、滨湖康养旅游、田园乡村康养旅游和草原康养旅游等产品。这将吸引多样化的游客需求，让他们享受丰富的康养旅游体验，同时有助于推动当地旅游业的繁荣发展。

2. 重点发展文化型康养旅游

围绕文化型康养旅游的发展，我们可以将中医药文化、美食文化、民族文化以及边境文化作为重点发展方向，覆盖了多个地区。在不同区域，我们可以提出相应的发展措施和重点布局，旨在充分利用当地的文化和自然资源，为游客打造独特的康养旅游体验。

在中医药文化康养旅游方面，结合中国深厚的中医药文化和丰富的药材资源，我们可以提出发展中医药康养体验、药膳养生、中医药文化科普等产品，力求打造集中医药为卖点的康养旅游产品。这一计划也考虑到了当前国内外亚健康群体、老年群体等游客的消费需求，致力于不断创新中医特色疗法，将其与其他优势康养旅游资源结合，构建丰富的中医药文化康养旅游产品体系。

美食文化康养旅游强调深挖中国各省康养美食文化，特别关注美食与康养功能的结合。该计划提出了发展地方特色美食、特色药膳、宗教特色美食、乡村生态美食等，致力于为游客提供丰富独特的味蕾享受，同时打造世界一流的美食康养旅游目的地。

民族文化康养旅游注重将多元民族文化元素融入旅游产品开发中，打造民族传统医药、民族美食、民族运动、民族特色民宿、民族节庆活动等产品，致力于丰富民族文化康养旅游的内涵。

边境文化康养旅游提出以边境优良的生态环境和特色文化为核心，

打造避寒旅游、养生旅游、探险旅游、科普教育旅游等特色产品，以促进边境文化康养旅游的发展。

这一整体规划的目的是满足游客日益强烈的文化型康养旅游需求，通过充分挖掘和发展各地区的文化特色，为游客提供丰富多样的康养旅游体验，同时也为当地经济发展和旅游产业提供丰富的发展机遇。

3. 创新发展医养型康养旅游

从医疗康复康养旅游到养老度假康养旅游，再到医学美容康养旅游和美体养颜康养旅游，我们应全面考虑各种康养需求并致力于为不同人群提供定制化的服务。

医疗康复康养旅游的发展旨在结合现代医疗水平与传统民族医疗特色，为慢性病患者提供特色疗法，如呼吸系统疾病、风湿关节疾病等。它还着眼于研发医疗康复旅游产品，如花疗、药疗、食疗、酒疗、泉疗和心疗，提供全面的康复服务。

养老度假康养旅游计划致力于构建适宜居住的舒适环境，并运用类似学院的组织形式来满足老年人的心理和身体需求，营造快乐氛围的生活模式。

医学美容康养旅游针对庞大的医学美容人群市场，致力于提供高品质的服务和有效的政策措施，发展医学美容产业。

美体养颜康养旅游依托各地丰富的温泉、药材、花卉、精油和美食等资源，提供多种服务，包括 SPA 按摩、定制排毒、减肥健康食谱和绿色新鲜食材烹饪等，以达到身心养护的目的。

这些规划意在将不同的医养服务与旅游体验相结合，促进康养旅游产业的快速发展，并让更多人受益于这些创新的医养型康养旅游服务。

4. 加快发展运动型康养旅游

我们可以利用我国丰富的地质地貌资源，尤其是山地、水域和天空，开展各类运动康养旅游活动。

山地运动康养旅游计划旨在利用我国的山地资源，以徒步、露营、马拉松、自行车等运动形式为主，结合地方文化特色，打造具有各地独特魅力的旅游目的地。云南、贵州、四川、吉林、黑龙江等地被视为重点发展区域。

水上运动康养旅游着眼于湖泊、江河、溪流等水域资源，提供帆船、皮划艇、摩托艇等多种水上运动产品。海南、广西、云南、山东、浙江、江苏等地被列为主要开发区域。

空中运动康养旅游计划旨在利用我国西部地区天然的空中风景资源,开展滑翔伞、热气球、飞行等活动,推动通用航空产业的发展。云南、海南、贵州、河北等被视为重点发展区域。

我们应充分利用各地的自然优势,结合不同类型的运动形式和康养需求,打造丰富多样的康养旅游产品,促进各地旅游业的发展。

# 第五章

## 多元康养模式：体育、农业与文旅的创新发展

# 第一节　体育运动康养产业发展与创新

## 一、体育产业与康养产业融合发展分析构架

### (一)产业融合发展理论概述

产业融合是不同产业领域或同一产业不同行业之间相互结合、交叉和融合,以实现产业链的优化和升级,创新新业态,拓展市场空间,提高整体产业效率,促进可持续发展。融合程度可分为低度、中度和深度融合,根据产业间关联性的强弱来分类。

体育产业和康养产业具有高度关联性,理论上具备深度融合的条件。它们相似的结构、互补的服务作用以及共同的发展趋势,为它们深度融合提供了坚实基础。

产业融合的实质涉及知识技术、产品服务、组织机构、市场等四个方面的融合。这包括知识技术融合、产品服务融合、组织机构融合和市场融合。其中,知识技术融合是融合的开端和先决条件,其成功依赖于知识的价值化。产品服务融合将不同属性的产品聚合,拓展产品的功能性和优势,利用新兴技术进行创新。组织机构融合则涉及组织的重组和协调,以促进资源和管理的有效整合。最终,市场融合包括不同市场间的交叉与渗透,其需要顺应产业边界模糊的趋势,避免同质化竞争,促进不同地区的多元化发展。

在体医产业融合中,我们需要克服不同学科之间的壁垒,优化资源配置,促进知识技术融合;拓展实体产品和服务类产品,融合新兴技术,推动产品融合;调整机构和法规,建立新的管理部门,促进组织融合;重视不同地区的文化经济特点,避免同质化竞争,实现市场融合的多元发展。

总的来说,产业融合是一个动态的、复杂的过程,需要各方共同努

力，克服障碍，促进各个方面的协同作用，以实现产业发展的优化和提升。

(二)体育产业与康养产业融合发展的必要性

1. 现代产业发展的趋势

产业融合是现代产业发展的必然趋势。全球经济受信息技术革命的影响，促进了产业之间的融合。这加速了经济全球化，推动了跨行业、跨地区的产业重组和发展。体育产业和健康产业融合将赋予两者新的活力。

2. 产业间高度关联性

体育产业与健康产业之间存在相似结构和互补服务。它们都致力于人的身心健康，提供相辅相成的服务。同时，两者都是国家高度重视的朝阳产业，正在经历发展变化期，它们拥有相似结构、互补作用和共同趋势，为深度融合奠定了基础。

3. 体育健康消费需求的升级

体育与康养消费需求不断增长，在现代社会中体育消费日益重要，包括健身和观赏性体育服务。在消费中，人们不仅对高品质产品有要求，还追求个性化、多样化的服务。国家经济的快速发展提高了人们的消费能力，导致对保健康养等方面的消费需求不断增多。康养消费需求的多元化、升级和结构变化对促进产业融合和模式创新具有重要作用。

这些因素表明，体育产业与康养产业的融合不仅是对当前产业发展趋势的响应，也是需求升级而产生的迫切需求。其深度融合和协同发展将为社会带来更加多元化、个性化的健康体验和服务，同时也有助于产业的持续创新和发展。

## 二、体育与康养旅游融合发展困境分析

### (一)体育与康养旅游产业融合创新实践不足

#### 1. 创新发展不足

虽然中国拥有丰富的自然和文化资源,但在体育与康养旅游融合项目开发中,很多地区仍未能引入丰富的体育文化资源,导致无法提供丰富多样的康养医疗和体育休闲服务,而仅局限于提供传统度假村的基本服务。这导致康养旅游产品同质化严重,缺乏独特品牌特色。

#### 2. 人才和智能化服务不足

康养旅游产业在中国发展体系尚不够完善,缺乏成熟的运营管理经验和先进智能技术的应用,同时缺乏具备康养服务和体育运动技能的专业人才,这限制了服务水平和项目创新。

#### 3. 合作模式和机制问题

缺乏良好的合作模式和健全的机制也是制约体育与康养旅游产业融合发展的原因之一。良好的合作是推动创新和发展的重要途径,但在实践中可能存在合作模式不畅通、合作机制不够健全等问题。

### (二)体育与康养旅游产业融合效率偏低

#### 1. 区域协调度不足

区域间合作不够紧密,政府主导的力量超过市场和社会力量。不同区域的政府有不同的利益和资源配置标准,导致资源分配不均,制约了产业融合发展。

#### 2. 产业链整合度不高

体育产业与康养旅游产业的融合度不够,两者的发展都相对独立。体育元素在旅游项目中缺乏多样性,难以形成独特品牌特色,无法满足

市场对高品质体育康养旅游的需求。

3. 不同发展理念和文化背景

不同地区的发展理念和文化背景存在差异，这可能导致各地对体育与康养旅游产业融合的理解和应用方法不同。

4. 市场定位和受众群体

缺乏对市场定位和受众群体的充分了解，可能使产品与服务无法精准满足客户需求，从而影响发展。

5. 经验和机制不足

体育与康养旅游产业融合缺乏有效运行的经验和机制。适当的经验和机制可以促进更好的产业融合，但这方面的不足可能限制了整体效率。

解决这些问题需要建立更紧密的区域合作机制，鼓励政府和市场的平衡作用，加强产业链整合，了解市场需求和受众，推动更具竞争力和创新性的体育与康养旅游产业发展。加强跨领域交流合作，制定更好的发展政策和推动新的合作模式等将对产业融合效率提升有帮助。

（三）体育与康养旅游产业融合发展支撑力不够

支持体育与康养旅游产业融合发展所面临的问题包括资金支持和政策管理支持方面的挑战。

1. 资金支撑不足

融资难这是体育与康养旅游产业融合的一个主要挑战，因为这些项目通常需要较大投资额，且投资回报周期较长，导致金融机构不愿为其提供贷款支持。传统金融机构通常更倾向于稳定和有形资产的项目。由于体育与康养旅游项目的价值主要体现在无形资产上，这增加了金融机构对于投资风险的担忧。

同时一些地方政府更倾向于国家财政拨款来支持这些项目，而缺乏激励私人投资和社会渠道的意识。

2. 政策管理支撑不足

缺乏针对体育产业与康养旅游产业融合发展的统一指导政策，导致地方政府在此领域缺乏协同与联动，缺乏全面市场规划和政策统一性。

体育和康养领域分别由不同的部门管理，这种模式无法适应不同领域的跨界融合发展，导致产业融合管理质量和效率受影响。

3. 人才支撑不足

在体育与康养旅游产业融合方面，我们需要具备专业知识的服务人员。然而，现实情况是缺乏足够熟练掌握体育和康养服务技能的人才。

解决这些问题，政府需要制定更具针对性的政策，鼓励私人投资和社会资本介入，建立更为开放和具有协同性的管理模式。同时，政府和教育机构应加强相关领域的人才培养和引进，为产业融合发展提供人力支持。

## 三、体育与康养旅游融合发展优化改进措施

### （一）体育与康养旅游产业融合创新实践改进措施

当考虑体育与康养旅游产业的融合发展时，创新实践是确保其可持续增长的关键。

1. 建立综合性的团队

我们需要建立一个综合性的团队，这个跨学科的团队将涵盖各种专业，如旅游管理、体育科学、康复治疗、营养学和文化遗产管理。这样的团队将为体育与康养旅游产业的融合发展提供更全面、系统的支持。

2. 采用智能化技术

我们可以借助智能化技术，例如数字化健康监测系统，为游客提供实时的健康状况监测。结合大数据和人工智能技术，我们可为游客提供个性化的康复和营养建议。同样，我们可以利用智能化技术改善旅游体验，例如通过 APP 提供个性化的旅游路线、预订体育活动以及提供健康

饮食建议等。

3. 建立合作平台

我们需要促进产业链上下游的合作，例如体育器材制造商、健身中心、酒店业和当地旅游机构的合作。这种合作将共同推动体育与康养旅游项目，促进产业融合的深入发展。同时，我们鼓励高校、科研机构与相关产业的合作，共同开发和推广康养旅游项目，推动新技术和新理念的应用。

4. 发展更为完善的发展模式

政策支持与产业协会的建立可以帮助引导行业发展方向，制定行业标准，推广最佳实践。此外，我们需要打造体验式旅游项目，通过参与式活动让游客更深度地体验康养与体育，提升他们的参与感和体验感。

综合来看，创新实践需要利用专业人才、智能化技术、合作平台以及更为完善的发展模式。这些措施将为体育与康养旅游产业的创新提供有力的支持，同时为游客提供更高质量的体验和服务。

（二）体育与康养旅游产业融合效率不足改进措施

1. 建立更紧密的区域合作机制

我们通过建立更加紧密的区域合作机制，可以促进城市间和地区间的协同发展。这可能包括政府间的合作、资源共享和联动，以及市场主体间的协同作用。加强城市间的合作，实现政府与市场的协同发展，能够减少错位和资源浪费，推动更高效的体育与康养旅游产业发展。

2. 加强产业链整合

在体育与康养旅游产业中，我们整合产业链将有助于优化资源配置，促进更有效的生产和服务流程。这可能包括各个环节之间的协作、信息共享和资源整合，以实现供应链更为顺畅的运转，同时降低成本并提升产业效率。

3. 了解市场需求和受众

我们可以深入了解市场需求和受众对体育与康养旅游产品和服务的期望。这种了解可以帮助产业更准确地满足用户需求，提供更贴近用户需求的产品和服务，从而促进产业效率提升。

4. 加强跨领域交流合作

我们可以促进不同领域之间的交流与合作，例如体育、医疗、科技和旅游等，将为产业创新和发展提供新的动力。不同领域间的合作有助于结合各自优势资源，推动新技术和理念的融合应用。

5. 制定更好的发展政策和推动新的合作模式

我们可以推动政府出台更有利于体育与康养旅游产业发展的政策，并倡导新的合作模式，例如公私合作、跨界合作等。这将为产业提供更为良好的发展环境和合作平台，促进效率提升。

通过这些措施，可以加强区域合作机制、推动产业链整合、深入了解市场需求和受众、促进跨领域交流合作，以及制定更好的政策和新的合作模式，从而提升体育与康养旅游产业融合的效率。

（三）体育与康养旅游产业融合发展支撑力不足的改进措施

1. 政策的针对性和支持

政府可以制定更加具体和针对性的政策，以鼓励和推动体育与康养旅游产业的发展。这可能包括提供税收优惠、财政补贴和产业发展资金等方面的支持措施，以吸引更多的私人投资和社会资本进入该领域。政策的明确性和稳定性有助于提高产业发展的预期和可持续性。

2. 私人投资和社会资本介入

除了政府的资金支持，私人投资和社会资本的介入也是重要的。政府可以提供更为便利和更具吸引力的投资环境，以鼓励企业和投资者积极参与体育与康养旅游产业的融合发展。这可能包括通过 PPP 模式（政府和社会资本合作）来共同推进项目建设，减轻政府财政压力，同时提升项目的效率和质量。

3. 开放和协同的管理模式

我们可以建立更为开放和协同性的管理模式，以便不同领域和部门间的协作与交流。这将促进跨部门合作，减少信息壁垒，实现资源共享和优化。公私合作、产学研合作等模式的建立有助于推动产业发展，促进技术创新和服务水平提升。

4. 人才培养和引进

我们可以加强相关领域的人才培养和引进，培育更多专业人才来支持体育与康养旅游产业的发展。这包括为相关领域提供更多培训、奖学金和研究基地，同时吸引国内外优秀人才加入该领域的研究和实践。

总体而言，解决体育与康养旅游产业融合发展支撑力不足的问题需要多方共同努力。政府的政策引导、企业投资和社会资本的介入、开放协同的管理模式，以及人才培养与引进都是非常关键的因素。这些举措将有助于增强产业发展的支撑力，推动体育与康养旅游产业融合的可持续发展。

## 第二节　农业康养产业开发与规划

### 一、康养农业的内涵

康养农业是一个结合健康、农业和休闲的概念，它将田园景观与农业生产以及养生保健有机结合起来，为人们提供舒适的休闲环境和健康的食物与生活方式。在现代社会，作为一种新兴业态，康养农业具有重要的社会和经济意义。

(一)社会维度

康养农业通过将城市养老压力逐渐向农村转移，为社区养老和养老协会输送人才,从而创造更多的就业机会,减轻城市养老压力。这有助于推动城乡融合发展,促进农村经济和社会的可持续发展。

(二)生活维度

康养农业将田园作为生活空间,提供休闲度假和生态体验,让人们远离城市喧嚣,回归自然,享受农业生活和田园风光。这样的生活方式有助于缓解城市生活带来的压力和疲惫,促进身心放松,增强人们的幸福感和生活满意度。

(三)生产维度

康养农业注重健康生产,通过有机种植、绿色农业等方式生产农产品。此举有利于提供更加安全和健康的食品,减少对农产品的化学污染,保护环境,促进可持续农业发展。

(四)生命维度

康养农业着眼于人类健康,提供绿色、无污染的有机食品,有助于调理身心,保持身体健康。它为人们提供了改善生活方式、回归自然、调养身心的机会,从源头上提高了人们的健康水平。

总体而言,康养农业是一种多维度融合的新兴农业模式,通过提供健康的农产品、提倡自然休闲的生活方式,满足人们对健康和休闲的需求。这有助于提高生活质量,促进可持续的农业发展,使人们更好地享受田园生活和自然环境,增进身心健康。

## 二、康养农业的国家政策引领

康养农业的发展是在国家相关政策的引领下逐步崭露头角的。国家对康养农业的重视和政策引导,为该产业的兴起提供了战略性的支持,对促进农业的发展和经济的增长具有重要意义。

首先,国家对康养农业发展进行了全面规划。《"健康中国 2030"规划纲要》和《乡村振兴战略规划（2018—2022年）》等文件明确指出了发展农村康养产业项目的方向，强调大力发展生态种养等农村康养产业，为康养农业发展指明了发展路径。

其次，一系列政策文件的发布为康养农业提供了具体指引。农业农村部和国家乡村振兴局联合发布了多个关于发展休闲农业、乡村景观建设、观光旅游等的指导意见和通知，为该领域的发展提供了政策性的支持和引导。

此外，鼓励社会资本投资农业农村等政策的发布，为康养农业提供了多渠道的资金来源，鼓励了民间资本的参与，使康养农业发展从单一的政府投入向多方共同投入的发展模式转变。

这些政策的出台不仅仅是政策引导，更是为康养农业的创新和发展提供了政策保障。康养农业作为一种新兴的农业发展形式，得到了国家政策的支持和鼓励，将在全国范围内持续快速发展，为乡村振兴提供了新的发展动力，也为农业产业的创新与升级提供了有力的政策支持。

## 三、康养农业存在不足与挑战

当考虑中国康养农业的挑战与不足时，产业布局、特色产业和创新人才等方面面临着多重挑战。

### （一）不合理的产业布局

中国康养农业产业布局并不完全合理。尽管政策文件和指导意见提出了发展特定类型的康养农业，但在实际执行中，资源优势未能有效转化为经济优势。不同地区的特色产业发展差异较大，未充分整合和发挥其潜力。这可能导致资源优势和产业发展之间的脱节，影响康养农业的全面发展。

### （二）特色产业不足

中国康养农业在特色产业方面存在一定的不足。尽管相关政策提出了建设休闲观光园区、森林人家、康养基地等要求，但现有农业产业过于单一，与康养产业融合不够，导致产业效益较低。同时，服务供给方面也存在问题，服务类型相对单一，难以满足市场多元化的需求。

（三）缺乏创新和人才

中国康养农业发展相对处于初级阶段，创新不足，产业发展较为同质化。这会影响康养农业的多样性和特色深度发展。同时，人才储备也是一个挑战，康养农业所需的专业人才相对匮乏。缺乏康养技术、经营管理等专业人才，阻碍了康养农业的进一步发展。

因此，为了解决这些问题，中国的康养农业需要进一步调整布局，发展多样化的特色产业，加强创新，促进产业多元化发展，并加大对康养农业领域人才培养的投入。通过更合理的布局、创新发展和充实人才队伍，可以推动康养农业向更加多元、富有活力的发展方向前进。

## 四、康养农业发展的对策与途径

为了解决中国康养农业发展中存在的这些问题，中国的康养农业需要进一步调整布局，发展多样化的特色产业，加强创新，促进产业多元化发展，并加大对康养农业领域人才培养的投入。通过更合理的布局、创新发展和充实人才队伍，可以推动康养农业向更加多元、富有活力的发展方向前进。

（一）解决不合理的产业布局

1. 资源整合与开发

我们需要重视各地资源的独特性，推动资源整合和开发。我们可以建立跨区域的合作机制，利用专业机构或平台整合资源，确保各地资源能够得到最佳利用。

2. 产业链协同发展

政府可引导企业间合作，鼓励建立完整的产业链条，促进从种植、生产到加工、销售的全产业链协同发展，实现资源和产品的优势互补。

3. 区域规划优化

通过区域规划调整，我们应合理利用土地资源，充分发挥各地的优势，促进不同地区间产业布局的协调发展；建立统一的规划标准，鼓励各地结合当地特色发展相应康养农业。

（二）解决特色产业不足

1. 多元化产品和服务创新

我们应鼓励农业从业者和企业进行创新，发展多元化的康养产品和服务。政府可提供财政支持、技术指导和专业培训，激励产品创新和服务多元化。

2. 市场导向与需求对接

我们应加强对市场需求的调研，与消费者保持密切互动，倾听其需求和反馈。企业应该依据市场需求灵活调整产品结构，提供更符合市场需求的康养农业产品和服务。

3. 高端市场服务提升

我们应重视高端市场需求，鼓励提供更优质的服务。政府可提供政策支持和激励措施，鼓励企业提升服务水平，吸引更多高端消费者。

（三）解决缺乏创新和人才

1. 鼓励创新政策

政府可推出创新激励政策，例如税收减免、创新基金扶持等，以激励企业在康养农业领域进行创新尝试。

2. 技术与研发支持

政府可设立专项资金支持康养农业技术研究和创新，鼓励科研机构与企业合作开展技术创新和应用研究。

3. 人才培养机制

政府鼓励高校和企业合作设立康养农业专业，拓展人才培养渠道，同时为从业人员提供专业的继续教育和培训计划，提高从业人员的技术水平和专业素养。

这些措施需要政府、企业和专业机构的紧密合作，形成合力，以推动中国康养农业产业的多样化、创新化和可持续化发展。

## 第三节　文化康养旅游产业链的创新发展

### 一、文化康养旅游产业链创新发展的理论基础

文化康养旅游产业链的创新发展建立在内在一致性和相互关联性的基础之上。它要求将文化资源开发转化为可感知的旅游体验价值，满足游客个性化需求，并将文化资源转化为吸引人的服务产品，充分发挥文化资源的吸引力与经济价值。这种发展要求连接和整合各环节，提供个性化服务，适应游客的不同文化消费需求，促进文化产业化的发展。

重点在于整合和充分开发文化资源，提供个性化服务，以及满足不同游客群体的文化消费需求。这种创新发展需要在各环节间建立联系和互动，从而形成更具吸引力的旅游体验，充分利用文化资源，促进产业链条的持续发展。

全方位的考量将有助于挖掘文化康养旅游产业链的潜力，通过创新服务和满足多样化需求，从而增进游客体验，提升文化资源的价值，推动产业链的综合发展。

### 二、国内文化康养旅游产业链现状

当前，中国的文化康养旅游产业链在发展中取得了一定的成绩，但也面临着一些挑战。首先，文化康养旅游产业尚未达到理想的融合程度。产业内缺乏核心竞争力和高品质内容，导致项目亏损和吸引力不

足。其次，文化康养旅游产业链的完善程度不高。产业链各环节缺乏紧密衔接，存在分工不明确、重复建设和资源共享不足等问题。最后，产品标准化程度不高。产品种类繁多但标准化不足，难以区分，使游客难以体验康养的乐趣。

在实践中，文化康养旅游产业的发展仍然面临多方面挑战。其中，加强文化资源的核心竞争力、推动各环节的协同发展和提升产品标准化程度是当务之急。这需要在文化康养旅游项目中注入更多高质量文化内涵，优化产业链条以促进不同产业的紧密融合，并提供更具特色和标准化的康养旅游产品，以满足消费者多元化需求。产业发展应注重对文化康养的体验感和提升服务品质，并加强产业链各环节的协同发展，以期更好地服务游客并推动产业持续发展。

## 三、文化康养旅游产业链创新发展建议

### （一）创新特色文化资源开发模式

文化康养旅游企业的成功与发展，需要注重创新和充分利用文化资源。这包括挖掘和整合各种特色文化资源，并创造适应市场需求的新产品。

#### 1. 文化资源整合和创新产品开发

企业需要深度挖掘当地的独特文化资源，包括传统节日、手工艺、历史古迹等，融合这些资源，开发具有创新特色的文化康养旅游产品。这些产品可以结合历史文化资源、现代创意文化和手工艺文化，满足市场多元化需求。此外，企业还应整合传统文化与现代需求，打造新型文化创意产品。

#### 2. 供给侧改革和旅游产业升级

通过供给侧改革，企业需要注重景区、服务、环境和商品，充实旅游供给和消费供给。这意味着根据文旅康养市场需求调整产品结构，加强企业间的合作与创新，同时关注国家政策动态，培育市场发展主体。企业应构建多元化的文旅康养产品，将康养、文化与旅游相结合，打造多

功能的文化康养旅游区。

3. 建设体验性和多功能性产品

企业需要建设拥有休闲度假、康复医疗、健康养老、康体运动、康养旅居等多功能的文化康养旅游区。这样的设施不仅为消费者提供了丰富的康养服务,也提升了整体旅游体验。具有体验性、参与性和娱乐性的产品将更受欢迎,吸引更多消费者。

通过创新开发和供给侧改革,文化康养旅游企业将更好地满足市场需求,提供多样化的产品,并促进行业转型升级,为产业的发展奠定坚实基础。

(二)创新特色服务产品体系

1. 生态康养需求的个性化设计

针对我国老年人的生态康养需求,企业可以构建服务平台体系,以城市群为核心。这包括发展针对不同年龄和康养需求的特色产品。在老年人康养需求方面,可提供各类适应老年人身体状况的康养产品和服务,如康复养生、文化疗养、自然疗法等。

2. 生态环境的优化升级

企业可以注重对当地生态环境的优化提升,以满足康养需求。这可以包括改善旅游目的地的自然环境,提供更清新、宁静和有益健康的环境,如增加自然景观、提供清洁空气和优质水源,以促进康养效果。

3. 定制化服务和关怀

为更好地满足个性化需求,企业可开发定制化服务。这可以包括个性化健康指导、专门的饮食和运动计划等。同时,企业还可提供关怀型服务,了解并满足顾客在康养过程中的需求,营造贴心和温馨的氛围。

4. 整合多元化康养体验

促进文化康养旅游的发展还可通过整合多元化的康养体验,涵盖康复养生、养老度假、文化体验、健康饮食和传统疗法。这将使游客能够根据自身需求选择符合其健康目标和兴趣的服务。

企业需深入了解不同消费者的需求，并灵活应对市场变化，通过提供个性化、多元化、贴心的服务，满足不同人群的康养需求，从而推动文化康养旅游产业的发展。

### （三）创新商业模式

在文化康养旅游产业中，创新商业模式是实现可持续发展的关键。企业可以通过不同层级的商业模式满足市场需求。

#### 1. 文化消费市场的个性化商业模式

针对文化消费市场，企业应依据不同游客的需求特点，采取个性化的商业模式。这可能包括提供定制化文化康养体验、文化艺术表演、传统工艺体验等服务，以满足不同游客的文化需求。

#### 2. 休闲度假市场的平价品牌商业模式

在休闲度假市场，企业可以打造平价品牌，吸引更广泛的休闲度假消费人群。通过提供平价、质优的康养服务和娱乐活动，企业可以拓展康养旅游市场，满足更多人群的需求。

#### 3. 商业地产市场的多元化经营策略

针对商业地产市场，企业可以制定多元化的经营策略，以满足不同消费者群体的居住需求。这可能包括开发文化康养主题的居住区域、康养服务社区，提供特色服务以满足不同年龄和健康需求的居民。

#### 4. 数字化与科技创新的商业模式

企业可应用数字化和科技创新于商业模式中，例如虚拟现实技术、智能化服务，以提高服务体验、创造新的康养形式，吸引年轻消费者。

#### 5. 生态环境保护的商业模式

企业可整合生态环境保护理念于商业模式中，鼓励可持续发展，打造符合生态环境保护要求的旅游产品，吸引越来越重视环保的消费者群体。

创新商业模式需要充分理解不同市场细分的需求，提供不同级别的服务，同时整合科技、生态和文化资源，以满足不同层次的消费者需求，并推动文化康养旅游产业的长期发展。

（四）加快建立现代旅游市场体系

文化康养旅游产业的发展需要政府与市场的有效合作，以促进行业进步。以下是探讨建立现代旅游市场体系的重点方面。

1. 政策扶持体系的创新

政府应创新政策扶持体系，支持文化康养旅游产业的创新企业。这包括优化审批制度，降低投资项目的审批门槛，以促进更多的创新投资项目在文化康养旅游领域落地。同时，政府应推出土地使用权转让优惠政策，促进开发建设用地的融资政策，鼓励企业积极投入康养旅游产业的发展。

2. 促进跨界融合创新

政府应鼓励文化康养旅游企业探索产业链与其他产业的跨界融合创新，促进不同行业间的合作，例如健康、科技和文化领域，以创造全新的文化康养旅游产品和服务。这可能包括推动数字科技在康养旅游中的应用，以提升体验和服务品质。

3. 新产品开发与多元化业态

政府与投资运营商合作开发适合文化康养旅游产业的新产品和业态。这可通过开展产业园区建设、旅游度假区开发或者文化康养主题公园等，同时需要借助各种宣传渠道，推广旅游资源和促进消费市场的营造，以吸引更多游客。

4. 市场营销和品牌宣传

政府在与企业合作的过程中，需要加强市场营销和品牌宣传。通过多样的宣传方式，如数字营销、社交媒体传播和公共关系活动，提高文化康养旅游产业的知名度，增强其竞争力，吸引更多游客参与。

政府在政策、资金和市场准入方面的支持，将为文化康养旅游产业提供更多发展机遇，同时为企业的创新和发展提供更加稳定的政策环境和市场保障。

### （五）加强全产业链管理，创新利益分配机制

在发展文化康养旅游产业中，全产业链的管理和利益分配机制至关重要。以下是探讨加强全产业链管理和创新利益分配机制的关键要点。

#### 1. 全产业链协调管理

企业需要建立完善的全产业链协调管理机制，确保各环节之间的协同合作。这可能包括建立跨部门合作的沟通渠道，协调资源共享，优化产业链的各个环节。管理层需要对资源和信息的流动进行有效规划和组织，确保各环节的衔接和互相支持，从而形成相互促进的产业链条。

#### 2. 利益均衡与协调

制定利益分配机制需要平衡各产业链环节参与者的利益，以建立长期稳定的合作关系。这涉及诸多方面，如合理分配利润、确保供应商和服务商的合理收益，同时保障游客和消费者的体验和价值。企业还应建立合理的激励机制，鼓励各环节主体积极参与合作。

#### 3. 透明度与公平性

企业应建立透明的利益分配机制和规则，确保各环节参与者对分配流程和标准有清晰的了解。透明的制度能够减少不确定性和矛盾，并帮助管理者更好地协调各方利益。同时，保障制度的公平性和公正性，让各环节的参与者感到公平对待，增强合作意愿。

#### 4. 技术和数据共享

企业应促进技术和数据的共享，尤其是在数字化和信息化发展方面。这有助于提高产业链各环节的效率和透明度，使得管理更加精准，以及能够提供更优质的服务。此外，共享技术和数据还能帮助不同环节间更好地理解和适应彼此的需求，促进更深入的合作。

加强全产业链管理和创新利益分配机制不仅有利于产业链各环节的顺畅运作，还有助于提升整体产业的竞争力和可持续发展。

### （六）加强全过程监管，促进产业升级

#### 1. 项目立项、建设和运营监管

监管机构需要确保对文化康养旅游项目的立项、建设和运营环节进行全面监管，以确保其符合法规标准、保障安全和质量，同时避免过度开发和环境破坏。

#### 2. 投资计划制定与执行的监管

监管机构应加强对投资计划制定、执行和监督的力度，确保投资项目的合理性、经济效益，并规范投资计划的执行过程，防止资源浪费和投资方面的违规行为。

#### 3. 产业链利益分配与合作监督

监管机构需关注上下游企业的利益分配机制和合作模式，确保产业链各环节的利益共享，防止环节之间出现不公平的利益分配，促进合作共赢。

#### 4. 规划设计与产业环境监管

监管机构应确保产业规划设计符合当地发展规划，注重环境保护，以及规范产业环境营造，以确保产业发展与环境保护的均衡。

#### 5. 多级管理部门联动与政策引导

政府应建立国家、省、市、县各级文化康养旅游管理部门之间的联动机制，确保政策执行、投诉处理和发展规划等在不同层级间协调一致。

综上所述，全过程监管是确保文化康养旅游产业链健康发展的关键所在，需要政府各级管理部门的协同合作和监管制度的完善。这能够促进产业升级和整体效率的提升。

### （七）提升产业文化内涵，增强核心竞争力

#### 1. 地域特色文化资源挖掘

文化康养旅游产业应当充分挖掘本地独特的文化资源，结合地域历

史、传统文化，以及当地的民俗风情等特色，创造具有地方特色的康养旅游项目。这种创新的产品能够吸引更多游客，并增强产业的竞争力。

2. 产业内部融合发展

我们应促进文化产业与康养旅游产业的深度融合，通过跨界融合创新，将文化元素融入康养旅游产品和服务中。这种融合带来的独特体验可以吸引更多受众，增加产业吸引力和竞争力。

3. 丰富产业链条与提升产品标准化

我们需要致力于拓展文化康养旅游产业链，让其不仅包含康养功能，还融入更多旅游特色。同时，我们还应提升产品的标准化水平，使游客能够在不同景区感受到相似的高品质服务与体验。

4. 社会各界支持与推动

文化康养旅游产业的发展需要政府、企业界和社会各界的支持。我们应鼓励创新、提供政策支持和资源投入，这可有效推动产业的稳定发展。同时，推广传统文化，拓展文化多样性，也为产业的发展提供更为广泛的资源。

通过挖掘地域文化特色、推进内部融合、丰富产业链条并提升产品标准化，文化康养旅游产业能更好地满足不断变化的市场需求，为人们提供更丰富多彩的旅游体验，从而增强其核心竞争力。

## 第四节　文旅康养小镇的设计与营销路径

随着康养产业的不断发展、特色小镇的不断创新以及人们对于个性化、多元化康养的追求，近年来衍生出一种新型康养产业模式——康养小镇。康养小镇集聚医疗美容康养、森林康养、温泉康养等热门的康养活动于一体，为康养需求者提供完善的配套设施以及系统的康养服务。作为一种新兴产业，国内康养小镇起步较晚，但追求高速发展，因而小镇建设存在大而空、广而杂的问题，且国内针对康养小镇这一类课题的具体研究相对较少。为了对国内康养小镇事业的研究发展起到推动作用，可以从内涵、背景、现状、问题、对策五方面对康养小镇产业做出阐述和解释，以便为康养小镇的成长发展建言献策。

## 一、康养小镇概述

### （一）康养小镇的内涵

康养涵盖广泛的范畴，是一个包容性的概念。从学术界角度看，康养为健康和养生的集合，重点在于生命养护，用健康和养生的概念来解读；从产业界角度看，康养则倾向于大健康，重点把养解读为养老，认为康养是健康和养老的统称；从行为学角度看，康养被视为一种行为活动，是维持身心健康状况的集合，康是目的，养是手段；从生命学角度看，康养则涵盖了生命的三个维度：一是长度，二是丰度，三是自由度。因此，结合康养的不同维度去理解康养行为十分多样，既可以是长期性、连续性的疗养、运动等项目，又可以是短暂性、针对性的医疗、美容等活动。

综合各学者的定义可以总结出，康养小镇的含义为具备优质的生态环境，以“康养”为出发点和归宿点，融合健康、养老、旅游、疗养等多元化功能，而形成的以“健康”为核心的功能一体化特色小镇。具体可以从以下几个方面来理解康养小镇的含义：

首先，康养小镇是康养产业同生活、生产的结合体。养老、养生、养病活动是存在于日常生产、生活环境中，是一种个性化、品质化、定制化的商品和服务。

其次，康养小镇是康养产业同文化、旅游的结合体。其以旅居的方式展现，以旅游的形式实现导流。融入小镇所在地的文化，形成独具特色的康养文化。

最后，康养小镇是康养产业同生态环境的结合体。乡村、田园、森林、湖泊和海滩等其他生态环境是其赖以生存发展的环境。以生态为基，以自然为石，形成同自然环境有机结合的共同体。

### (二)康养小镇的特点

#### 1. 生态环境良好

康养产业是在自然资源的基础条件下发展起来的,因此开发康养小镇项目的地区,必须具备良好的气候环境和生态资源。生态康养的“六度理论”明确从湿度、高度、温度、洁净度、优产度、绿化度对康养的生态环境提出了较高的要求。由此,康养小镇在此要求下,依托良好的气候及生态资源,构建了阳光运动养生、乡村田园养生、温泉疗养养生、森林体验养生等产业。

#### 2. 产业特色鲜明

康养小镇产业自然是以康养为主体,并以其为核心产业开发建设配套的度假旅游产业、医疗康复产业、体育运动产业、康养食品产业、养老产业等,提供相关产品和服务,拓展和延伸产业链。如健身康养小镇是以提供运动设施和健身活动的产品和服务为主,从而满足消费者有关健身康养产品和体验的需要。

#### 3. 地域特色

康养小镇以当地城镇为基础,以所有资源为依托,凭借其自身独特的资源文化及民族特色,开发出契合自身的康养主题。如湘西红枫谷康养小镇依托土家族、苗族民俗文化特色将自身定位为“民族 + 健康”。

#### 4. 功能明确

康养小镇有异于一般的特色小镇,其更加强调对康养旅游者的功能性作用。以疗养小镇为例,其往往依托所在地的空气、植被、水质等自然资源,配备先进的医疗设备和专业护理人员,发展康复、养身、养神等康体养生产品及服务,推动康养小镇同疗养产业的深度融合发展,发挥疗养产业的针对性功能。

#### 5. 基础设施健全

首先,为了吸引外地游客,康养小镇建设了完善的交通、住宿、餐饮等设施设备。其次,为了进一步实现疗养、康养的功能,需要医疗与休闲等相关硬件设施的支撑，因此建设了一系列相关的医疗健康设施及休闲娱乐设施。

6. 规模较大

首先，康养小镇需要配备完善的配套设施，要将医学疗养、运动休闲、度假游览、文化学习、康养饮食等产业形态聚集起来。其次，为了建设更加安静舒适的空间，要有意缩小康养小镇的承载密度，因此康养小镇项目所需的区域面积通常较大，资金需求也相对较高。

（三）康养小镇的功能

1. 康养功能

作为康养小镇的基础功能，康养小镇以“养”为关键性要素，要完成由表及里，从物质到精神的全方位、各层面的康养，从而达到生命丰度的充盈。首先，自然资源作为康养旅游特色小镇建设的基础，通过优质的空气质量、水体、气候条件以及绿色植物等客观要素，对康养旅游者的身体健康起到积极作用。其次，康养旅游小镇拥有的医疗技术设备，包括结合自然条件的中医医疗技术及娱乐休闲等设施设备，通过人为方式客观上解决了康养旅游者的健康问题。最后，康养旅游具有社交属性。康养旅游者既可以通过与亲友结伴而行，满足彼此之间的情感交流需要，又可以通过广泛的康养社交活动促进陌生人之间的交流，满足康养旅游者社会交往的需求。

2. 经济功能

作为康养小镇开发的根本性目的，其经济功能主要表现在两个方面：一方面，康养小镇作为一个产业综合体，既依赖于一系列相关产业，同时也是产业综合体有效发挥作用的载体。其通过集农业、制造业、服务业三大产业于一体，向康养旅游者提供各类康养产品和服务，满足消费者的康养需求，从而从消费者方获得相应的经济报酬。另一方面，除了产业开发带来的直接经济利益，康养小镇的产业发展还能间接地带动当地劳动力市场的成长，为当地创造更多的就业机会，充分利用农村剩余劳动力，解决劳动力过剩的问题。

3. 文化功能

康养小镇的文化功能既体现在小镇自身的建设上，又作用于康养旅游者情感的发展上。首先，针对康养小镇。在资源高效配置、城市均衡发展的基础上，"文化＋康养"产业小镇成为康养城镇建设至关重要的环节。康养小镇的文化资源赋予小镇深厚的文化底蕴，有助于康养小镇的品牌建设。其次，针对康养旅游者。文化产业与康养产业有机融合，形成资源共享、短板互补的发展格局，通过传播现代的"演艺文化""创意设计文化""运动健身文化"等新兴文化的同时，传承中国的"家文化""天人合一文化"等传统文化，使游客在体验浓厚的文化氛围的同时，获得情操的陶冶、身性的修养。

## 二、康养小镇发展脉络

### （一）兴起原因

1. 政策支持

作为新兴产业，康养小镇的开发具有未知性和风险性。此时，政府的政策支持起着前提保障作用。因此，政府围绕康养产业的各个方面制定公布了相关的方针政策。

其一，《国家康养旅游示范基地》行业标准。该标准明确了康养旅游、康养旅游核心区、康养旅游依托区的定义，规定了康养旅游示范基地建设的必备条件，同时在环境、经济、设施、产业、服务等各方面作出详细的要求，为康养基地建设提供发展方向及统一标准。

其二，《中国生态文化发展纲要（2016—2020年）》。该文件规划着力于推广和打造统一规范的国家生态文明试验示范区，计划创建1000个全国生态文化村、20个全国生态文化示范基地；依托传统文化与现代文化、自然条件与人文设施、本土特色与外来经验的有机融合，打造独特的生态文化城镇。

其三，《"健康中国2030"规划纲要》。此纲要以"共建共享、全民健康"为建设健康中国的战略主题，普及健康知识、优化健康服务、建设健康环境、发展健康产业等，推动健康与旅游休闲、养老、医学疗养等业态融合，建设个性化康养项目。

其四，《关于开发性金融支持特色小(城)镇建设促进脱贫攻坚的意见》。该意见分别从小镇、政府和企业三个主体出发，提出小镇建设应在政府的引导作用下，充分利用社会企业资金，因地制宜地开发特色小镇。同时，在建设过程中注意协同发展，通过特色小镇的建设完成脱贫攻坚任务。

2. 市场需求

首先，康养的特殊功能决定了老年群体及亚健康群体是康养产业的主要受众。据《2018年中国人口老龄化现状与趋势分析》，2017年中国60周岁及以上人口有2.409亿，占总人口的17.3%，其中65周岁及以上有1.58亿人，占总人数的11.4%。并且我国的老年人口每年还以3%的速度增加，预计到21世纪中期我国老龄人口将达到约4亿。老龄化一方面是个难题，另一方面也是一个庞大的商机。中国老年产业的经济规模到2030年可达到近22万亿元，其中老年康养产业经济规模约20万亿元。除此之外，亚健康群体在中国也占据着较大比重，据《中国亚健康人群分布数据统计分析》显示，中国近七成的人存在亚健康问题，且“70后”“80后”成为重大疾病的主要群体。亚健康问题的日趋普遍化以及亚健康人群年龄层次的年轻化，决定了亚健康问题的预防和解决迫在眉睫。

其次，在全民旅游时代，观光式游览旅游所带来的感官享受已经不能满足游客的多方面需求，同时，走马观花式的旅游增加了旅行过程的疲惫感。因此，为了实现养身、养心、养性旅游，康养小镇应运而生，受到当代旅游者的广泛追求和热烈追捧。

3. 康养氛围

首先，受上层建筑的政策推动、市场需求的强烈刺激，康养特色小镇开发建设工作在全国范围内积极开展。各地区政府通过主动开展、系统开发、统筹规划、全面投资全国1000个特色小(城)镇。

其次，率先开发健康旅游产业的地区凭借其长期积累的经验教训以及探索过程中形成的独有的特色总结出了适合自身发展的康养模式，并以此为其他类似地区提供指导帮助。例如，海南康养基地依靠气候环境，开发了避寒度假康养小镇模式；江苏康养基地凭借示范性的中药科技园，发展了医疗康养小镇模式；长三角区域利用完善的服务体系，形成养生综合型的康养小镇模式。

4. 基层建设需求

待开发的康养小镇基本存在着自然、人文资源丰富、产业基础薄弱、农业占据主导、基础设施不健全的特点。尽管其具备优质宜人的自然环境资源，为小镇的开发提供了可能性。但是未经转化利用的自然资源无法发挥其独特的经济价值，甚至对当地的现代化发展有阻碍作用。因此，为了带动贫困地区的发展以及改善落后乡镇的基础设施条件，康养小镇有建设的必要性。

(二)发展历程

1. 萌芽阶段——康养旅游胜地形成

随着生活水平的提高，老龄化问题以及亚健康问题越来越严重，人们对于旅游的追求慢慢倾向于康养的目的，不再是单一地观光游览。此时，有些地方出现了一系列带有康养色彩的旅游景区。都江堰青城山是较早一批带有康养色彩的旅游景区。在养身方面，其自身的山体资源、森林植被、新鲜空气，为游客提供了优质的运动条件；在养心方面，都江堰青城山作为中国四大道教名山之一，道教养生文化源远流长，为游客身心的平衡提供帮助。

总的来看，萌芽阶段的康养是与现有的景区、旅游目的地相结合的产物，是将康养元素融入其中，形成康养旅游胜地，并最终使游客在游览的过程中获得康养的满足。这是康养小镇规模化发展的前提。

2. 发展阶段——康养小镇规范化

进入 21 世纪，人们愈加追求生理、心理健康，游览式康养难以满足康养旅游者的需求，旅居式康养日趋大放异彩，成为休闲生活主流。各方主体也集中力量，投资建设康养小镇。例如，中共中央、国务院出台了一系列国家书面文件，明确提出发展康养基地、养老项目的要求，为康养小镇在新时期、新形势下的开发建设指明方向。同时，各类相关产业投入资金、技术、人力、物资支持康养小镇的兴办和建设，并为其后续运营提供保障，完善统筹管理流程，推动康养产业链的高效整合，从而使康养小镇规范化、专业化地持续发展。康养小镇的规范化只是小镇发展阶段的初步要求，但同时也是康养小镇发展的必要前提，没有规范化的建设，难以为康养小镇的建设引资引流，难以形成康养小镇的独有品牌以及实现后续的创新开发。

（三）发展趋势

1. “康养 + 旅游 + 地产”模式发展，旅居式康养形式逐渐完善

康养小镇作为疗养和旅游的综合体，既发挥了治病、疗疾的功能，也起到了养心、养生的作用。现代人需要远离熟悉的圈子，换个陌生的环境；远离喧闹的城市，移居到安静的城镇，进行自我疗养。旅居式康养则在此基础上应运而生。旅居式康养是“候鸟式康养”和“度假式康养”的融合体，与普通的旅游不同，旅居式康养是一个涵盖多类元素的复杂系统，是在旅游资源的背景下、小镇地产的基础上进行的一系列康养活动。新时代下的旅居式康养所涵盖的整个产业体系内的各种商品和服务协同强度更高，综合服务更加完善。

2. 特色康养小镇主题得以开发

摒弃商业一条街、小吃一条街的康养小镇建设模式，未来的康养小镇主题是在充分挖掘当地文化内涵以及所有资源的前提下，结合独特的文化特色以及独有的自然资源，摸索出来的多样性、独特性的主题。同时，还应是顺应时代发展潮流、借鉴国外先进小镇案例开发出的创新型主题。

3. 产业联动效应明显

康养小镇以所在区域为基地将医疗产业、养老产业、旅游产业、房地产等多业态集合起来，形成一个新兴的健康旅游综合体，等同于目前城市中心的商业综合体，即当核心的康养产品出售时，带动相关附属康养产品得以销售，实现旅游导流带动消费，推动区域产业转型升级。同时，康养产业围绕康养产品形成一条完整的产业链和生态链，实现从康养产

品的生产、加工到销售各个环节的相互联系、协同发展。

4. 市场供给同市场需求相匹配

新形势下的康养小镇适时建设，经过完整、深入的项目规划、项目调查、项目试验以及项目评估后投入实施，并综合考虑康养小镇的受众范围、受众需求、受众年龄层次、受众消费水平等情况，准确结合市场需求提供相应的康养产品，减少资源浪费现象。

## 三、康养小镇发展现状

### （一）市场规模

1. 用地规模

康养特色小镇项目是对康养产业的集合，康养产业不仅是涵盖诸多业态的产业链，更是涉及面广的生态链，它有利于盘活土地资源，促进土地开发产业化，保障产业链的延伸与完善。一般而言，项目对土地资源的需求可大可小，1 ~ 5km$^2$ 的土地利用规模是康养特色小镇项目比较热门的土地面积需求。

2. 投资强度

平均投资强度在每平方千米 5 亿 ~ 25 亿元之间。

### （二）地区分布

1. 分布特征

康养小镇总体分布相对集中，以东南沿海地区分布较多，东北、西北地区分布相对较少。超 80%的项目依托景区，分布在 4A 级及以上景区或国家级城市群周边，城市群以珠江三角洲、长江三角洲、长江中游城市群分布最为明显。

2. 距离分布

康养特色小镇项目的选址位置一般在距核心城市的80千米范围内(1小时车程)的占比高达96%,60%左右在40千米范围内(30分钟车程),项目周边靠近高铁、高速、机场等交通枢纽,地理交通条件优越。

(三)发展模式

根据康养基地所依托的不同资源可将其分为文化体验型、长寿资源型、中医药膳型、生态养生型、养老综合型、度假产业型、体育文化型、医学联合型八大类。体育文化型、生态养生型是目前康养特色小镇的主流开发类型,占比分别为37.6%、32.3%;其次是依托中医药产业或者医疗机构等发展的中医药膳型、医学联合型康养小镇。具体内容如下:

1. 文化体验型

文化体验型康养基地深入探索康养小镇项目所在地独有的民族、风俗、宗教文化、历史传统,并将其融入现代生活生产之中。基地通过创意性的手段,打造有利于修养心性的精神康养产品,使游客既可以获得文化享受,又可以疗养身心。

2. 长寿资源型

长寿资源型康养基地依托当地的长寿资源,大力倡导发展长寿经济体系,形成以饮食、环境、人文氛围等为基础的康养产品及活动,建立完善的健康养生养老体系,将天然长寿村打造成集健康餐饮、休闲娱乐、养生度假功能于一体的康养胜地。

3. 中医药膳型

美食养生是康养活动中至关重要的一部分。中医药膳型康养基地以健康食品为核心,打造从生产、加工、销售到食用等各个环节的康养活动;开展绿色食品种植、农事体验、食品加工体验、绿色食品制作等活动。

4. 生态养生型

生态养生型康养基地以原有的生态环境资源为基础,在休闲旅游胜地或者自然环境优越的地区发展休闲旅游、生态种植、健康养生等康养产业，打造阳光康养、温泉疗养、高山避暑养生、海岛避寒养生、田园体验养生等康养产品，完善生态康养小镇的产业链。

5. 养老综合型

养老综合型指康养基地旨在满足老年群体的广泛需求，通过利用环境、医疗、文化、饮食等资源，发展旅居式养老、康复式疗养等养老产业，建设集养老服务、养老住宅、养老配套设施于一体的综合养老度假基地。

6. 度假产业型

度假产业型康养基地以度假为引流点，带动康养产业发展。在游客度假的过程中，基地通过提供健康生活方式的指导以及完备的康养设施和服务，为人们的修身养性提供宁静、恬淡的空间与环境。

7. 体育文化型

体育文化型康养基地充分利用当地的气候、山川、峡谷等自然资源，发展登山运动、冲浪运动、户外探险、极限挑战等康体运动，促进体育活动、赛事同养生、同大众有机地结合。

8. 医学联合型

医学联合型康养基地的产品和服务是由医药学、营养学、心理学等理论知识及相应的药物康复、治疗手段组合而成，同时配合一定的休闲养生活动进行系统的康体医疗。

### （四）康养小镇优化路径

鉴于康养小镇客观存在的现实问题以及专业化发展的迫切需求，我们提出以下解决措施：

1. 挖掘康养小镇特色

根据小镇的自身条件，决定小镇的模式类型。如果周边有丰富的森林资源，适合发展森林康养小镇；有优质的温泉资源，适合发展温泉休闲康养小镇；有充足的阳光资源，适合开发阳光运动小镇；等等。如湘西红枫谷康养小镇般，该项目充分利用其国家级森林公园的自然区位优势，打造了涵盖森林元素的康养特色小镇。如若没有明显的独特资源，则要进行文化挖掘以及文化引申，寻找本地区资源同历史传统文化、时代热点的联系，主动开发形成康养小镇新特色。

2. 培养康养文化氛围

首先，康养产业机构应该通过定向、持续、系统地传播康养文化的方式，使康养理念贯穿于旅游、文化传媒、体育、科技、医疗、饮食等行业，引导消费者以及康养所在地的居民树立康养意识，营造全民养生的文化氛围，从而调动消费者的康养需求。

其次，康养小镇的建设应该结合中医药学、宗教信仰、民族风俗、饮食文化等文化资源，通过文化奠定康养的基础，赋予康养小镇丰富的内涵，从而形成自身的品牌特色，赢得良好的信誉。

3. 寻找相关产业支撑

康养小镇有效运营的关键性要素是具备强有力的产业支撑。只有拥有了稳定的产业，康养小镇才能实现其持续性发展。为了确定合适的支撑产业，首先，我们应该进行科学的调查研究，将自身的产业基础同市场需求相对比，初步选择核心产业；其次，制定产业发展目标，确定产业发展战略，利用龙头企业的带动作用建立完善的产、供、销的产业链条；最后，围绕核心产业整合发展附近区域相关产业，形成集聚效应，从而创立产业品牌，发挥品牌性效应，增强康养小镇的竞争力。

4. 协调政府、企业的关系

对于康养旅游特色小镇的建设，政府应该主动做好引导者、补救者的工作，然后进行适当的管控工作。政府应遵循规划的边界限制进行管控工作，避免干涉过度，管控过严。在弱化直接控制作用的同时，政府应加强后续的监督作用，利用制定的方针政策协助、监督相关工作的运作，确保做好公共基础设施及服务等方面的补救准备，为康养小镇的运营维护提供基础条件。在发挥政府引导作用的同时，我们必须充分尊重市场的调配作用。政府应根据市场的供求关系来指导康养小镇项目的主题选择、内容开发；促进利润机制，通过康养小镇建设的资源配置和经济结构进行自我调节，以实现自我平衡；利用市场竞争的优胜劣汰规律，淘汰那些低级的、守旧的康养小镇项目，筛选出优秀的、顺应时代的康养小镇项目。

5. 因地制宜地开发规划

康养小镇建设多存在于自然风景优美的地方，所以在对康养小镇进行开发时，我们首先应遵循“自然优先、生态营造”的原则，以保护自然环境为前提，因地制宜地利用康养基地的自然景观资源。同时，让人文设施顺应自然资源，充分融合当地文化，秉承历史传统，实现同原有文化资源的有机融合。此外，我们还应预先制定一系列环保预防措施，建设标准的污染物清理设施，合理处理生活、生产垃圾，有效避免因环境开发以及小镇运营对环境带来的不可修复的损害。

6. 产融结合，保证资金

康养小镇涉及康养产业面广，建设规模较大，成本高，仅仅依靠政府拨款无法支撑康养小镇的持续性发展，因此需要政府协同企业共同投资支持。首先，国家可通过投入部分项目资金以及出台一系列政策给予康养小镇建设优惠以及支持，从外部减轻小镇开发运营的压力。如《关于印发“十三五”健康老龄化规划的通知》明确表明，在土地供应方面支持、倾向于老年健康服务工作。其次，政府可鼓励采取PPP模式建设，政府同企业相辅相成，以具体的康养小镇项目为合作载体，通过政府招商引资，牵引有资本、有意愿的企业加入康养小镇的建设运营项目，政府同投资主体的合作贯穿于全过程，并实现风险共担、利益均享。最后，政府可直接与工、农、建等金融机构直接合作，协议贷款进行融资建设。

7. 培育引进产业人才

针对康养小镇对专业技术人员的需求类型、规模和要求，从社会层面、高校层面以及外部引进层面培养、开发和引进人才。首先，社会层面上，一方面，通过社会宣传推广，我们可以引导从事相关工作的青年志愿者主动参与康养产业的服务工作，较快地减轻康养小镇的人力资源压力；另一方面，在社区建立康养产业服务与管理专业机构部门，配备专业的技术人员对社区居民进行培训，提高本地居民的服务技能。其次，高校层面上，各大高校可以设置相关专业学科，针对性地培育更多有关康养小镇开发、建设和运营的专业人才，提供充足的后备力量。最后，针对部分高难度的技术需求，我们可以可以通过直接引进外国专业人才，借鉴学习外国优秀先进的经验技术，帮助本地康养小镇的建设与管理工作。

综上所述，康养小镇以其不同的模式、不同的功效引领了特色旅游的新风向。作为新兴产业，康养特色小镇产业发展时间较短，开发模式和商业运营模式均处于探索阶段，有机遇的同时也有挑战。市场需求的变化对康养小镇建设的要求越来越高，既有硬件设施的要求，也有服务的需求。因此，我们需要综合考虑区位环境、人文特点、经济水平、配套设施等要素，不断丰富产品形态，完善小镇康养服务，升级康养小镇模式。

# 第六章

# 智慧康养模式：“互联网+”时代的创新服务与智能化养老

# 第一节 “互联网+”时代下康养产业的智慧化转型

随着社会的不断发展,人们对更高品质生活的追求与日俱增。在这样的需求背景下,康养旅游作为一种融合了健康与幸福元素的旅游方式正在迅速兴起。它与现今快速发展的休闲旅游趋势相融合,在中国得到了蓬勃的发展。通过“互联网+”这一模式,康养旅游产业得到了推动,促进了其繁荣和发展。

## 一、“互联网+”康养旅游类型

### (一)“互联网+”森林旅游

“互联网+”森林旅游是通过整合互联网技术,以提升森林旅游的管理水平和服务质量,推动这一产业向更加现代化和智能化方向发展。尤其在当前森林旅游存在的一系列问题中,互联网技术的应用有望解决许多困扰这一行业的挑战。

首先,通过互联网平台,森林旅游能够实现更为科学的管理,这使得相关地区对森林旅游资源的开发更加全面。通过对信息的收集、整理和分析,地区能更准确地评估森林旅游资源,有效规划合理开发,避免盲目性的开发行为,从而保护生态资源,确保森林旅游业的可持续发展。

其次,互联网技术的应用有助于提升森林旅游的服务质量。通过培训和利用智能系统,管理者和从业人员能获得更多专业知识,提高服务水准,提供更加个性化的游客体验。此举能吸引游客的兴趣,提高游客满意度,从而促进森林旅游的发展。

最后,互联网技术也有助于改善森林旅游设施的建设问题。通过信息化管理和监管,对森林旅游基础设施的合理规划和监督能更全面地保护森林景观，减少对自然环境的破坏。

因此，“互联网+”森林旅游能有效整合互联网技术，推进森林旅游产业的发展，解决了现存问题，为该行业带来了更多可能性和发展空间。

### （二）“互联网+”温泉旅游

“互联网+”温泉旅游将互联网技术与传统温泉旅游业结合，以提升管理效率、服务质量，解决旅游业面临的一系列问题。温泉旅游作为一种健康、休闲体验，正逐渐成为旅游者追逐的目标，然而在发展过程中仍存在多方面的问题。

现存问题主要涉及同质化、营销宣传和文化内涵不足等。针对这些问题，互联网技术被广泛应用，帮助温泉旅游业改善现状。

首先，互联网技术可以通过分析旅游者的需求，提升温泉旅游工作人员的服务水平和知识技能。通过数据库分析游客偏好和行为模式，旅游业者可以更好地理解旅游者需求，提供个性化服务，提升整体体验质量。

其次，利用互联网技术的市场分析功能，旅游业者可以更灵活地制定营销策略，发现并创新满足市场的独特需求。这将帮助企业找到自身品牌定位，推出独特的产品，凸显竞争优势，避免同质化竞争。

最后，利用互联网技术，旅游业者可将温泉文化等信息进行深入传播，提高旅游者对文化内涵的了解。这有助于传承温泉文化，树立深厚的温泉旅游品牌，提升消费者对品牌价值的认知。

因此，“互联网+”温泉旅游将通过数据分析和个性化服务，推动温泉旅游从传统向现代的转变，以更好地满足旅游者的需求、提升服务质量、突显独特品牌魅力。

### （三）“互联网+”医疗旅游

“互联网+”医疗旅游将互联网技术与医疗旅游相结合，弥补了传统医疗旅游发展中存在的短板，推动了医疗旅游产业的提升。

当前医疗旅游在中国发展相对滞后，主要表现在医疗与旅游行业之间的融合度不足，资源开发利用不充分以及医疗旅游产业链不完善。这些问题限制了医疗旅游的发展。

“互联网 +”医疗旅游的兴起为此带来了变革。它引入了互联网技术的便捷与智能，为医疗旅游行业带来了新的发展机遇。在这种新模式下，旅游者可以通过在线平台进行医疗咨询、预约和电子处方服务。例如，“春雨医生”“平安好医生”等APP的应用，使得医疗服务更加便捷，为旅游者提供了更科学、便利的医疗支持。此外，它也拓宽了医疗旅游的市场范围，推动了互联网医疗消费市场的培育。

通过互联网技术，医疗旅游变得更加便捷高效，满足了旅游者的医疗需求，同时也增强了医疗旅游产业的市场化和科学化发展。这种新型的医疗旅游模式促进了我国医疗旅游业的进步和蓬勃发展。

### （四）“互联网 +”养老旅游

“互联网 +”养老旅游是应对老龄化社会背景下养老需求不断增加的新兴形式，旨在整合互联网技术与传统养老旅游产业，提升资源利用，改善养老服务。

随着人口老龄化的加速，养老旅游需求不断上升，但现存问题也变得愈发明显。其中，养老旅游产品结构单一，缺乏针对老年人需求的服务意识，设施滞后等为主要问题。

“互联网 +”养老旅游在此背景下充分利用互联网技术解决了这些问题。首先，采用医养结合模式，建立医养结合服务网络，实现医疗资源与养老资源的共享，满足老年人的养老需求。其次，构建智能化养老系统，通过大数据综合服务平台，实现老年需求数据共享，为老年人提供更智能的养老服务。再次，构建设施联通系统，通过投融资政策和多种经营模式，完善养老服务基础设施，壮大养老服务产业集群，以满足老年人对养老旅游的需求。

这种新型养老旅游模式借助互联网技术，推动养老旅游信息传播，将互联网融入养老服务体系，促进养老旅游的发展。它不仅为老年人提供更加全面和智能化的服务，还能满足老年人不断增长的养老需求，是养老旅游领域的一次创新尝试。

## 二、"互联网+"康养旅游分析

### （一）发展优势

"互联网 +"给康养旅游带来了显著的优势，首先在提供便利性和服务效率方面。游客可以通过互联网提前预订各项服务，例如车票、机票和酒店，这种便捷让他们可以根据个人实际情况灵活安排出游时间和地点。管理者可以利用互联网技术对康养旅游基地进行智慧管理，及时解决问题，提高服务质量。此外，将康养旅游信息和产品发布到网络上增加了宣传力度，对目的地的知名度有所帮助。

其次，"互联网 +"环境下创新性不断增强，推动康养旅游发展。互联网为康养旅游带来更多游客，提升了目的地的互动性。同时，康养旅游业可以与餐饮、住宿和交通等产业相融合，提供更多的机会和帮助，从而促进了康养旅游的升级和优化。这种综合发展有助于吸引更多游客，丰富了康养旅游的体验，也推动了产业的发展。

总体而言，"互联网 +"为康养旅游带来了便利、高效的服务模式，同时促进了康养旅游业与其他产业的融合与发展，为整个产业的创新提供了更广阔的空间。

### （二）发展机遇

康养旅游行业在当下拥有许多重要发展机遇。国家政策的明确定向为康养旅游提供了坚实基础，促使各方投入并满足不同层面的健康需求，从而引领其成为未来旅游业的主导发展趋势。同时，新一代技术的应用，如物联网、云计算和大数据，极大地提高了康养旅游的质量和服务水平，为满足当代消费者的需求提供了新模式。最重要的是，随着人们对健康养生的追求增加，尤其是老年人对养生旅游的关注，预示着康养旅游市场潜力巨大，为该行业未来蓬勃发展提供了强劲动力。

### （三）发展局限

首先，康养旅游景区缺乏充分的宣传和知名度，管理者未能充分利用互联网进行有效推广。这导致游客对景点缺乏了解，制约了景区的快速发展，加剧了康养旅游发展的不平衡现象。

其次，服务质量问题是制约康养旅游发展的重要因素。景区服务的单向提供，未能充分了解游客需求和偏好。管理人员未能充分利用互联网技术调查游客所需的服务类型和体验，这影响了游客对康养旅游目的地的满意度，也成为制约康养旅游发展的一大瓶颈。

最后，康养旅游同质化现象严重。随着康养旅游的兴起，康养景区数量不断增加，但景区间缺乏独特性和创新，相似性高、差异性低，使得康养旅游产业的吸引力减弱，制约了其发展。

这些问题制约了康养旅游行业的进一步发展，因此需要加强管理者对互联网技术的利用，提升服务质量，增强景区的创新性和独特性，从而更好地满足客户需求，提升产业的竞争力和吸引力。

## 三、"互联网+"康养旅游路径

### (一)丰富康养产品，服务康养游客

移动互联网的崛起为康养旅游行业带来了许多机遇。

首先，它打破了地域限制，让游客能随时通过智能手机获取所需的航班、酒店和景点信息，还可以方便地支付费用。这种便捷的体验极大地增强了游客的舒适性和便利性。

其次，移动互联网促进了康养产品的多样化和改进。康养旅游企业可以依托移动互联网获得客户的实时反馈和评价，了解其消费习惯和需求，进而改进和创新康养产品。这种互动的反馈机制提升了康养产品的质量和个性化，使服务更贴近顾客需求，增加其满意度和忠诚度。

最后，移动互联网扩展了康养旅游的社交互动性。通过各类社交媒体，游客可以分享旅行心得和体验，提升康养旅游的社交价值。这种分享和互动扩大了康养旅游产品的宣传范围，促进了产品的推广和市场影响力的提升。

不过，需要注意的是，虽然移动互联网为康养旅游提供了诸多机遇，但也会面临着数据隐私和信息安全等挑战。保障用户信息安全和隐私，提高网络安全防护是确保移动互联网康养旅游顺利发展的关键因素

之一。

### （二）平衡服务资源，发展康养旅游

随着康养旅游业的迅速发展，利用云计算等先进技术对其服务资源进行平衡和优化是至关重要的。云计算技术为康养旅游提供了实时、动态、灵活的资源调度和平衡机制，实现服务资源的高效利用，满足客户多样化的需求。这种技术优势可以使旅游企业根据不同的旅游需求和时段，动态分配资源，有效规划服务供给，降低旅游服务浪费，最大限度地提升服务效率。

康养旅游作为体验型商品，其个性化定制需求日益增加。云计算技术为康养旅游提供了巨大的创新空间，通过数据分析和个性化体验，企业可以更好地满足客户需求，例如通过 AR 或 VR 应用，为游客提供更丰富的康养体验，加强景区与游客之间的互动，让客户更直观地感受康养体验。

另外，利用云计算技术对康养旅游的管理和服务优化，可以减少运营成本，提高效率。这不仅让企业更具竞争力，也能为游客提供更便捷、快速、高品质的服务。例如，酒店可以通过云计算实时展示信息，使顾客更加直观地了解酒店的服务和设施，提升了体验和满意度。

管理者应当关注数据安全和隐私保护等问题，确保在云计算技术应用过程中的数据安全，避免可能的隐私泄露和信息安全风险，同时确保技术服务的公平性和透明度，保障用户权益和提升行业信誉。

### （三）建立信息系统，拓宽宣传渠道

大数据的应用为康养旅游带来了深远的影响，尤其是在建立信息系统和拓宽宣传渠道方面。通过构建康养旅游信息数据库，大数据分析可实现对游客偏好和消费习惯的了解，从而提供个性化、人性化的服务，为其量身定制康养产品和旅游路线。这有助于企业更好地满足客户需求，提高服务品质和效率。此外，大数据分析还可以预测客流量、舒适度、交通状况等，使游客能更有效地安排行程，提升整体出游体验。

在拓宽宣传渠道方面，大数据的整合和分析为康养旅游企业提供了更全面、精准的宣传方式。传统宣传往往受限于单一媒体，但利用大数

据分析后,企业可以更有效地利用微信、微博等社交平台,将康养旅游产品和服务信息传播给更广泛的受众。这种多渠道的宣传方式带来更直接、迅速的信息传播,提高了信息透明度和互动性。同时,通过游客在这些平台上分享的经验和评价,形成了康养旅游产品的口碑推广,促进了信息传播和行业发展。

在使用大数据时,企业应格外关注数据隐私和保护,确保收集和使用数据符合法规并保障用户隐私。此外,确保数据的准确性和分析的可靠性也至关重要,以免出现误导性的信息传播或决策错误。

(四)提升管理水平,提高游客体验

物联网在康养旅游业的应用为管理水平和游客体验的提升带来了显著影响。

首先,物联网的技术应用提高了康养旅游业的运营效率。通过电子票务系统和"一卡通"服务,游客在购票、验票、消费支付等流程上更加高效,节省时间,提升了景区的服务质量和管理水平。

其次,物联网技术的使用降低了景区监控成本,并增强了资源与环境的保护。它提供了实时监测和追踪系统,减少资源破坏的可能性,促进可持续发展。

此外,物联网技术的应用提高了安全管理水平。通过GPS定位技术,景区工作人员可以快速找到走失的游客,保障游客的安全。同样,对网络交易和信息安全的关注,以防止黑客攻击和提高支付安全,是至关重要的。

最后,物联网为游客提供更优质的服务和体验。通过导航系统、电子导览服务以及RFID技术,游客可以更好地了解景点信息和优化旅游行程,提升游客的体验感受。

数据隐私保护和网络安全是物联网应用中需要高度重视的方面,管理者必须确保收集的数据和信息安全,并遵循相关法规,以保护用户的个人信息不被泄漏。除此之外,康养旅游企业需要升级现有设施和设备,以适应物联网系统,这可能需要大量的投资和技术更新。

综上所述,物联网技术对康养旅游的发展有着深远的影响,提升了管理效率和游客体验,但在应用中需要高度重视安全和隐私问题,并确保合理的投资和设施更新。

# 第二节　智能化养老服务的发展现状及其应对策略

## 一、智能化养老概述

### （一）智能化养老的内涵

智能化养老是随着科技和社会的进步，结合养老服务，通过信息技术、人工智能等现代科技手段，为老年人提供更便捷、高质量、智能化的养老服务的概念。它是对传统养老模式的一种创新，不仅满足老年人多样化的需求，还超越简单的物质供养，更关注老年人的生活质量和精神层面的需求。

智能化养老的兴起与全球范围内的老龄化问题密切相关。随着科技发展和社会进步，人口老龄化现象越来越显著，老龄化社会面临着经济、医疗和社会压力。中国等国家在老龄化进程中也面临庞大的老年人口群体，老年人的养老需求不再仅限于基本生活保障，更多地关注情感交流、个性化服务和社会参与等。这促使了智能化养老概念的出现。

智能化养老不仅是指利用先进的信息技术，还注重智慧、灵活性和个性化。这种模式是基于传统养老服务的基础上，利用智能化设备和现代信息技术，为老年人提供更多元化、便捷的养老服务。它强调利用物联网、大数据、人工智能等技术，以智能化设备作为媒介，打破时间和空间限制，让老年人能够得到个性化、贴心的服务。

智能化养老是未来养老服务的发展方向。借助互联网、物联网、人工智能等先进技术，智能化养老将继续创新服务模式。例如，通过智能化设备实现家庭监护、远程医疗、社区服务的互联互通，以及通过大数据分析提供更智能的健康管理建议等，使老年人的生活更便利、更舒适。

智能化养老的发展将在社会各界、政府、科技企业的共同努力下，不断完善技术、政策和服务体系，更好地满足老年人多样化、个性化的养老需求，实现老有所为、老有所乐的养老愿景。

### （二）智能化养老的支撑技术和应用领域

#### 1. 智能化养老实现的支撑技术介绍

智能化养老实现的支撑技术主要包括物联网技术、5G技术和人工智能技术。物联网技术通过连接传感器和智能设备，实现对老年人生活的实时监测与管理，包括健康状况、居家环境等，为老年人提供更多的安全和便捷。5G技术以超高速率和低时延的特性，支持远程医疗、数据传输和处理，为老年人提供全面的医疗服务和健康管理。人工智能技术在养老护理机器人等方面应用广泛，协助完成日常任务、监测健康状况，为老年人提供更个性化、精准的支持和护理。这些支撑技术的协同作用为老年人的生活带来更多便利和关怀，提升了智能化养老的可能性和效益。

#### 2. 智能化养老的应用领域

智能化技术在养老服务领域有着广泛的应用，主要涉及医疗健康管理、智能养护家居和社交娱乐APP三大领域。

首先，医疗健康管理领域侧重于智能化技术对老年人健康的监测和管理。这包括远程医疗服务，通过传感器和数据分析，实现老年人的健康状况远程监控和医疗资源的优化利用。另外，智能技术也能为老年人提供康复辅助，协助进行日常康复训练。

其次，智能养护家居关注老年人居家生活的便捷和安全。智能家居产品，如智能语音系统和视频监控，使老年人能够通过语音控制家中设备，也能确保居家安全，及时报警或联系亲属。

最后，社交娱乐APP方面为老年人提供社交互动和娱乐内容。这包括在线老年大学课程、专门教授广场舞的软件，以及适老化设计的支付和搜索应用。这些应用在开发时考虑了老年人的使用习惯和需求，使其更易于操作。

这些智能化技术在解决老龄化社会中所面临的问题，如医疗资源短缺、老年人照料等方面发挥了重要作用。它们的应用不仅提高了老年人生活质量，还为社会带来了新的机遇与挑战。

## 二、智能化养老的实践优势与实现效果

### （一）智能化养老的实践优势

智能化养老在我国养老服务的不同场景中弥补了传统养老模式的不足，具备多重优势。

首先，智能化养老的服务更加多样化和丰富。相较于传统养老模式仅提供日常生活照料的单一服务，智能化养老通过现代科技的发展，提供了更广泛的服务范围。从基础服务如家务、照料到健康管理和社交陪护，智能化养老服务不仅更全面，还通过智能设备、远程监控等技术手段提供更有效的服务。

其次，智能化养老弥补了专业人才短缺的问题。随着我国老龄人口数量不断增加，养老服务人才短缺问题日益凸显。智能化技术通过智能机器人等设备，部分替代了人力护理，实现了 24 小时不间断的服务。这种技术可以更精准、高效地为老年人提供服务，缓解了人才短缺问题，减少了人力和时间成本。

再次，智能化养老重视老年人的精神关爱。传统养老模式中的精神关怀相对匮乏，而智能化养老通过提供交互式的设备、智能化学习和娱乐服务，提高了老年人的精神满足度。尤其对于失独老人，智能机器人的情感交流提供了某种程度的陪伴和慰藉。

最后，智能化养老便于监督和管理。传统养老模式下的监管存在地区差异和标准化不足等问题，导致服务质量参差不齐。智能化养老通过信息化技术，实现了全过程信息化监督管理。通过智能化平台，政府部门可以实现统一、便捷的监督，并记录养老服务过程中的各类问题，提升了管理的高效性和透明度。

智能化养老不仅填补了传统养老模式的服务空白，还解决了人才短缺和监督管理不便的问题，更为关键的是，它更全面地关注老年人的精神需求，为老年人提供了更加细致和个性化的服务。

（二）智能化养老的实现效果

智能化养老带来了一系列积极的效果，包括实现养老智能化、个性化和获得感。这些效果对老年人和整个社会都有深远的影响。

首先，智能化养老实现了养老智能化。这种进步是通过引入人工智能技术等现代科技，利用机器人、智能设备以及各种技术手段，为老年人提供更有效的护理和服务。这包括日常照料、医疗康复、危险预警和社交陪伴。这些技术不仅帮助完成家务、监测健康状况，还在危急情况下进行远程监控和紧急呼叫。这些技术的应用极大地改善了老年人的生活品质和安全。

其次，智能化养老实现了个性化服务。老年人群体具有多样的需求，对养老服务的需求也有所不同。智能化养老系统能够根据个体老人的不同需求提供量身定制的服务。这种个性化服务形式涵盖了老年人的生理需求、安全需求、社交需求、尊重需求和自我实现需求，从失能老人的基础照料到健康老人的社交活动，智能化系统都可以提供相应服务。[①]

最后，智能化养老让老年人获得感更加丰富。老年人在养老过程中不仅得到了生理和社会需求的满足，还获得了更多的社会参与和情感交流。通过聊天机器人、虚拟陪伴和在线平台等形式，老年人能更好地融入社交活动，获取安全感、自我实现感和认同感，这进一步丰富了他们的生活。

智能化养老的实现效果不仅在于满足老年人的需求，也对社会产生了积极的影响。它为人力资源和服务系统提供了更多的资源和改进机会，促进了整个养老服务体系的创新和提升。

① 刘隽巧，俞志，蔡海涛.AI技术在智能养老社区模式中的应用研究[J].科技与创新，2021（15）：74-75.

## 三、我国智能化养老存在的问题与成因分析

### （一）智能化养老存在的问题

#### 1. 养老资源供给不足

在中国，老年人口数量庞大，养老服务资源供给严重不足，呈现出养老服务资源供给不均和养老服务种类供需失衡的问题。

首先，养老服务资源供给不均是一个突出问题。养老服务资源相对不足，老年人口众多，但养老服务资源却严重不足。这包括养老机构床位不足、护理人员短缺以及养老资金不足等问题。尤其是在不同地域之间，养老资源分配不均，表现为城乡差异和区域差异，导致资源丰富的地区能够提供更多高质量的养老服务，而资源匮乏的地区则难以提供智能化养老的便利。

其次，养老服务种类的供需失衡亟待解决。现有的智能化养老服务更多关注基础生活照料，却无法满足老年人对健康医疗和精神慰藉等更高层次需求。老年人更加关注智能化养老对健康状况的监测和医疗保健服务，而当前智能化养老设备在这些方面的覆盖仍显不足。对于精神层面的需求，智能设备的情感表达能力相对较低，无法提供足够的情感慰藉。

解决养老资源供给不足的问题，需要整体提高养老服务资源的供给水平。这可能包括增加养老机构床位数量、培训更多的护理人员，以及完善养老资金支持。为了解决养老服务种类的供需失衡，需要深入了解老年人的需求，并开发更多能够满足不同层次需求的智能化养老产品和服务，例如更好地整合医疗保健服务以及提供更具情感表达的智能陪伴设备。

全面解决养老服务资源的供给问题以及需求不平衡问题，是一个长期的系统工程，需要政府、产业、科研和社会各方通力合作，以促进养老服务资源的整合和创新，为老年人提供更为全面、个性化的智能化养老服务。

2. 多元主体分散运作

养老服务是一个涉及多方面、多层次参与的社会工作。在智能化养老的背景下,问题不仅在于各参与方(政府、市场企业、养老机构、老年人及其子女)的限制性参与,而且在于这些主体之间沟通不畅、合作困难,阻碍了智能化养老服务的进一步推进。

首先,多元主体参与方面存在限制。科技企业在智能化养老中的参与程度较低,因其以盈利为导向,可能在智能化养老产品的研发和市场应用上面临较大风险。老年人对智能养老的接受度也有限,有些因技术素养不足,而有些持怀疑态度。同时,子女作为养老服务的重要参与者,却因城市化、留守父母现象以及依赖智能化设备而产生对父母照料缺位等现象。

其次,多元主体之间缺乏有效沟通。各参与主体之间缺乏平台或渠道进行信息共享,导致养老资源碎片化和分散化,给老年人的服务带来了障碍。老年人的个人数据由不同主体储存,但由于隐私和安全考虑,数据共享困难,使得在提供养老服务时多次重复收集信息,浪费资源并增加老人的不便。

解决以上的问题需要不同主体间的深度合作与信息共享。政府需要提供更多的支持政策,以激励科技企业更深入地参与智能化养老产品的开发。教育和普及工作应帮助老年人克服技术障碍,增进他们对智能化养老服务的接受程度。同时,有关机构应建立更安全可靠的数据共享机制以保护老人个人隐私信息,并建立跨主体的合作机制,促进养老资源更为高效地整合和分配。

通过加强沟通与合作,各主体可以共同努力,以推动智能化养老服务的发展和提升服务质量,从而更好地满足老年人日益增长的养老需求。

3. 智能养老冲突凸显

智能养老的迅速发展为老年人带来了更智能化的服务,但同时也带来了一些社会问题,主要体现在隐私问题和数字鸿沟问题上。

首先,隐私问题是智能养老面临的重要挑战。智能化养老设备使用了人工智能和大数据技术,因而具备监控和数据采集的能力。这引发了对老年人隐私的侵犯,尤其是在私密场所(例如卧室、卫生间)中使用具有监测功能的设备，会导致隐私泄露。视频监控等数据采集方式增加了老年人的隐私风险。在信息服务平台的数据传输过程中，用户的个人信息、生理指标等可能会被获取和使用，进一步增加了隐私泄露的风险。

解决隐私问题需要平衡监护和隐私保护之间的关系。我们必须建立更加完善的隐私保护法规和标准，确保智能化养老设备的监控不侵犯老年人的隐私。同时，我们需要提供更加透明和严格的数据使用政策，明确数据采集的范围、使用目的以及安全保障，以确保老年人的隐私权益得到保障。

其次，数字鸿沟是老年人在使用智能化养老设备上面临的挑战。老年人普遍缺乏数字化技能，导致他们难以应对信息化时代带来的变化。普遍而言，大多数老年人也无法熟练运用网络进行各项活动。

为解决数字鸿沟问题，我们需要从多个方面入手。第一，提供针对老年人的数字化培训和教育计划，帮助他们提升数字技能，了解和使用智能化养老产品。第二，智能化养老设备的设计需要更加关注老年人的实际需求和能力，以便更好地满足他们的需求。第三，政府和企业可以提供更多的支持和资源，以确保老年人能够更顺利地融入信息化社会，减少数字鸿沟的存在。

在解决这些问题的过程中，重要的是我们要平衡科技发展和人类关怀之间的关系。智能养老应当致力于提供更智能化的服务，同时也应尊重和保护老年人的隐私，确保他们能够更轻松地使用和受益于这些技术。

#### 4. 养老专业人才缺口

智能化养老领域存在着重要的人才缺口问题，这一挑战不仅关于专业护理人才的短缺，还涉及对健康保健、心理文化和科技方面专业人才的需求。这种多样化人才的短缺妨碍了智能化养老服务的全面推进。

第一，养老领域缺乏专业护理人才。养老服务需要具备基础的护理工作能力，涉及老年群体的日常生活照料。从家庭卫生清洁到协助失能老人的日常生活需求，这些服务需要专业护理人员来进行。现有的护理人才数量远远无法满足日益增长的需求。

第二，健康保健领域人才的不足。随着养老服务向医养结合方向发展，老年人的需求变得更加多元化。护理人员不仅需要提供基本的生活照料，还需要具备一定的医疗常识，以满足老年人对健康的需求。

第三,心理文化方面的人才短缺。现代养老服务不仅要关注老人的生活照料,还要提供心理和文化方面的服务。老年人渴望得到更多关注,而目前缺乏专门满足老年人文化需求的专业人才。

第四,智能化养老服务缺乏科技人才。在智能养老服务中,工作人员需要掌握基本的信息科技知识,以便操作智能化设备,并帮助老年人正确使用这些设备。但老年人对智能设备的接受程度不高,导致操作上的困难,需要有专业人员的指导和协助。

为解决这一人才短缺问题,我们需要采取多方面的措施。这包括提供更全面专业的培训计划,以提高护理人员的专业素养和技能;建立更完善的老年人服务体系,以促进专业人才的增加和流动;加强对智能设备的教育和普及,以提高护理人员对这些设备的了解和操作能力。

政府、企业和社会需要共同努力,提供更多支持,以吸引更多专业人才进入养老服务领域。这可能包括提供更好的待遇、改善工作环境,以及鼓励更多人投身于养老服务领域的相关研究和实践。

## (二)智能化养老问题成因

### 1.供给结构的不合理

智能化养老服务供给结构的不合理导致了智能化养老服务与老年人需求之间的错位,形成了有供给无需求、有需求无供给的尴尬局面。这结构不合理主要体现在智能居家和社区养老服务资源不足、城市和农村养老服务资源差异明显,以及为失能老年人提供的智能服务资源匮乏。

首先,相对于传统机构养老,智能化养老服务在居家和社区资源上存在不足。智能居家养老需要在家庭环境内配置智能设备,但缺乏成本高昂的专业设备,限制了老人在家享受高品质智能服务的可能性。智能社区养老的现状也受限于信息化水平不足和养老服务的滞后。这与专业养老机构相比,资源配置差异明显,导致智能化服务供给不足。

其次,城市和农村养老服务资源分配不均,导致智能化养老服务在农村地区整体短缺。城市和乡村在经济发展水平和老年人接受新技术能力方面存在明显差异。一线城市老年人更容易接受智能化养老服务,而偏远农村老年人的普及程度远低于城市地区,甚至有些地区并不具备开展智能化养老服务的条件，造成了智能服务资源的不均衡分配。

最后，智能化服务资源缺乏针对失能老年人的支持。随着失能、半失能老年人数量增加，智能技术在代替和延伸人的器官方面有着潜在作用。然而，专门针对失能老人的智能养老设备研制成本高昂，普遍价格昂贵，导致普通家庭难以负担，科技企业涉足此类服务相对较少，造成了针对失能老年人的智能服务资源不足。

这种供给结构的不合理造成了智能化养老服务在各方面的不平衡分布，需要政府、企业和社会综合施策，以解决智能化养老服务资源供需不平衡的问题。通过技术创新、资金支持、政策倡导和全社会合作，我们应努力实现智能化养老服务的均衡供给，以满足老年人多样化的需求。

2. 服务信息的不对称

智能化养老服务的实施与养老信息的互通息息相关。这种信息流动涉及政府的政策发布、老年人对智能化养老的需求、市场提供的服务内容和养老人才的个人信息。然而，这些信息的不对称性会导致供需之间的错位，影响多元主体之间的沟通和交流。以下主要分析了智能化养老服务信息供给和需求方面的不对称现象。

首先，政府发布的智能化养老政策与现实执行存在不对称。尽管政府出台了相关支持政策，但由于地区间经济发展水平、政策解读的差异以及政府内部沟通欠缺，导致政策难以落地。政府信息发布形式单一，无法覆盖所有老年人，内容也较为有限，难以覆盖所有养老信息，企业和老年受众在了解政策和养老信息时存在信息遗漏。

其次，老年人缺少对智能化养老服务政策和服务的具体了解，造成资源闲置。政府和市场提供的服务并不能完全满足老年人的需求，导致资源浪费。提供个性化养老服务需要了解老人的个人信息，但老人不愿意提供或数据存在变化。对老年群体的需求统计需要投入巨大的人力成本和时间，难以获取最新、准确的信息。

这种供给和需求信息的不对称，会阻碍智能化养老服务的实施和发展。解决这一问题需要政府政策的进一步完善和普及，市场提供服务内容的诚信和透明度，以及对老年人需求的更深入了解和个性化服务的提供。

3. 法律与制度的缺失

智能化养老技术的发展揭示了在法律和制度方面存在的缺失。这主要体现在相关法律不够完善和监管制度尚不健全。

首先,现有法律在智能化养老方面存在一些不足。尽管政府发布了鼓励发展智能化养老的政策文件,却缺乏统一的法律标准,特别是涉及信息安全等方面的法规。在智能化养老中,责任主体与义务关系变得模糊不清,以往的养老领域法律相对薄弱,更不用说智能化养老领域了。例如,隐私问题可能由智能养老产品的制造商、销售商或其他相关方承担责任,但缺乏明确的法律规定。

其次,监管制度不健全也是问题所在。社会对智能化养老服务的监管尚不完善,相关监管制度的建立不足是智能化养老中违规行为的主要原因之一。智能化养老服务作为社会公益活动,但也是一项以盈利为目的的科技活动,企业进入市场时会优先考虑自身利益。缺乏对企业、机构的监管,导致资源分配不均、市场混乱,监管模式需要进一步更新。

智能化养老行业的快速发展在法律和制度方面面临挑战。为解决这些问题,我们需要建立更加完善的法律框架,明确责任和义务关系,以及完善监管机制,确保智能化养老服务的合法性和质量。

4. 养老人才机制落后

在智能化养老领域,人才机制的不足是导致行业中出现养老护理人才短缺和质量参差的关键原因之一。这些问题主要源自观念落后、缺乏奖励保障机制、人才考核不严格和后备力量培养不足。

首先,智能化养老领域的传统观念和社会认知对养老护理职业的低估导致该领域被忽视。这种传统观念将养老护理人员视作技术含量低、薪资待遇低、社会地位低的职业,导致许多人不愿意投身这个行业。这种贬低观念影响了行业的职业吸引力,使得智能化养老领域难以吸引人才。

其次,缺乏良好的奖励保障机制也加剧了养老人才的流失。养老护理人员的薪资和福利待遇低于其他服务行业,而且对于工作质量的优秀表现往往没有相应的奖励机制,导致员工缺乏工作动力,容易选择离开养老行业。

再次,养老服务行业缺乏严格的人才考核机制。行业入门门槛低,准入标准不严格，缺乏专业的职业培训和定期考核，导致养老服务质量无法提升。

最后，当前的后备人才培养不足也是一个重要问题。现有养老人才的培养速度滞后于社会老龄化的发展速度。学校开设的相关专业较少，培养周期长，而对于社会老年人的养老需求却急剧增长。同时，培养质量有待提高，养老服务人才的培养主要侧重于基础护理知识，而对于信息科技素质的培养相对较少，导致人才培养不足，难以满足养老行业的需求。

因此，行业应当解决这些问题，改变社会对养老行业的认知，建立奖励保障机制，加强人才考核制度并加大对后备人才的培养力度，以促进智能化养老领域人才队伍的优化和提升。

## 四、智能化养老问题的解决策略

### （一）智能化养老运行原则

智能化养老作为未来养老服务发展的趋势，为了使其更好地服务老年人并尊重他们的需求和尊严，需要遵循一系列重要原则。这些原则主要包括以下几点：

首先，以人为本是智能化养老的首要原则。这意味着要将老年人的需求、利益和尊严置于首位，以此来设计和提供养老服务。在产品设计中，设计人员应充分考虑老年人的个人特点，如身体状况和认知能力，以确保产品的适老性。同时，相关人员要尊重老人的隐私和个性，避免侵犯他们的尊严和隐私，提升产品的人性化，使其更贴近老年人的实际需求。

其次，安全可控是智能化养老的另一个重要原则。科技的应用需要确保老年人的安全，避免技术可能带来的伤害。这包括对技术应用的安全问题进行重视和科技自我掌控的意识，以确保技术不会失控，从而造成潜在的伤害。在这个原则下，重视老年群体的安全和设备的安全使用至关重要。

最后，知情同意原则对于养老产品的设计和使用也是至关重要的。

此原则强调在个人信息收集、处理、利用和传输中，需在充分告知的前提下取得老年人的明确同意。在养老产品的设计和推广过程中，产品设计者和销售者需要充分告知消费者产品的真实情况，避免信息不对称和产品欺骗。

这些原则对于智能化养老服务的开展具有指导意义。确保尊重老年人的需求和尊严，保障科技应用的安全和可控，以及尊重老年人的知情同意，都是推动智能化养老服务发展的关键。

### （二）消解智能化养老问题的具体策略

#### 1. 优化信息平台实现资源共享

智能化养老领域对信息共享与资源整合提出了迫切需求。为此，建立一个充分利用信息科技、信息资源共享的智能化养老信息平台是必要的。此平台涵盖了各类养老资源，包括政府、养老服务提供方、智能设备，以及老年人及其家属。

该平台的重要性在于促进资源共享和信息交流。通过各方公开、透明的信息共享，平台实现了养老资源的整合与分享。同时，为了更好地服务老年人，平台对智能化养老服务进行了服务申请、服务实施、服务完成以及服务评价的细分，从而提供更个性化的服务。

另外，建立老年人养老专属信息库也是关键。这个信息库收集详细的老年人个人信息，包括基本信息、健康数据、家属联系方式等，以实现更有效的个性化服务。此外，专属信息库还能为有再就业意愿的老年人提供招聘信息，使之更容易融入就业市场。

在建立信息库和平台的过程中，确保信息的真实性、可靠性和安全性十分重要。这意味着平台要具备大容量、高安全性等特点，确保用户数据的隐私与保密。同时，尊重老年人的意愿也是一个重要原则，工作人员要在收集信息时与老年人进行沟通，并尊重其决策。

整体而言，建立智能化养老信息平台和老年人专属信息库是为了更好地服务老年群体，并实现资源共享和信息整合。这些措施借助信息科技，促进了老年人的福祉，打破了资源不均的局限，真正地实现为每位老年人提供更贴心、个性化的服务。

### 2. 切实发挥多元主体协同机制

智能化养老的发展需要多元主体协同机制，这意味着政府、科技企业、养老机构、社会服务组织以及老年人本身等不同方面需共同参与与配合。这种合作与协同机制的建立对于智能化养老服务的发展至关重要。

（1）政府引导与作用

政府在智能化养老中担任引导和监督角色。通过政策制定，政府可以激励各界成员，特别是科技企业和养老服务机构，进入智能化养老市场。政府还需要确保智能化养老发展的方向和规划，促进市场的良性发展并监督管理，保障服务质量。

（2）科技企业的责任

科技企业需要承担社会责任，不断推进智能化养老的科技创新。他们的创新能力和发展决定着智能养老产品的质量和水平。通过科技创新，这些企业能够不断提升智能养老产品的性能和适用性。

（3）养老机构和社会服务组织

这些机构需要发挥其专业优势，提供高质量的服务并充当政府和公众之间的桥梁。他们的职责在于提供优质的服务，同时联系政府并进行信息沟通，使服务更贴近老年人的需求。

（4）老年人和公众的角色

老年人和公众本身在智能化养老中起着关键作用。老年人需要正确认识科技参与养老的优势，并提高自身的科技素养。同时，他们的需求和建议可以对养老服务产生积极影响。

（5）协同合作

每个参与者在各自的领域做出努力并确保与其他主体间的有效沟通，以推进智能化养老服务的发展。只有当各方相互合作、加强协调，整个服务流程才能更加顺畅、快捷，从而更好地服务老年人，使智能化养老服务覆盖范围更加广泛。

在智能化养老的道路上，多元主体的协同合作是实现成功的关键。合作伙伴间的互补和配合能够推动智能化养老服务向更加健全、切实可行的方向迈进。

### 3. 落实智能化养老监督与管理

智能化养老服务的发展在当前社会扮演着日益重要的角色,同时也带来了一系列监管和管理问题。为解决这些问题,我们需要政府的明确政策指导以及法律法规的完善。

(1)划定统一服务标准

智能技术参与养老服务缺乏统一的监管制度,可能导致行业乱象。为确保老年人的安全与服务质量,政府可以在养老服务的前、中、后三个阶段制定管理标准。这包括设立产品检测标准,规范产品的质量和安全程度,为老年群体使用产品安全把好关;同时,在产品服务阶段,应设定不同的服务规范以满足老年人的生活实际需求,并制定人才管理条例和维修标准以确保服务的持续性和质量。

(2)完善法律制度体系

随着智能技术在养老服务中的广泛应用,我国的养老服务法律制度需要迅速适应变革。这要求我们迅速建立智能技术养老服务的法律体系,明确行业准入规则、权责范围,加强对违规行为的惩治,以及修订现有法律以适应智能技术参与养老服务的要求。

这些措施能够确保智能化养老服务在提供高质量服务的同时,保障老年人的权益和安全。政府的政策制定和法律体系的完善能为智能技术参与养老服务的规范和可持续发展提供有力支持。

### 4. 完善智能养老人才培养体系

智能化养老服务的成功离不开专业人才的培养和不断完善的人才培育体系。这需要我们全面关注人才培养的方方面面,从政策支持到培训计划的设计,再到校企合作和不断优化的考核制度。

(1)加大政策和资金支持

政府应采取政策引导、资金支持等方式,鼓励高校开设养老护理专业、扩大学生招生规模,并提供就业渠道和减免学费。同时,政府应支持社会企业开办养老服务机构,以增加培训和就业机会,并通过专项资金支持养老服务行业,确保养老护理人员薪资待遇和社会福利。

(2)构建智能专业化培养体系

培养计划应结合智能化养老服务的要求,加入技术和心理健康等内容,打造适应智能化养老服务的新人才。我们不仅要注重基础教育,还要提供更高层次的专业教育，并培养多类型的养老人才，以适应智能化养老服务发展趋势。

（3）促进校企合作

校企合作是人才培养的重要方式。这种合作将高校和企业资源结合起来，以培养适应现实需求的服务人员，同时提高实践能力。这种模式可以使人才的输出更贴合养老服务的实际需求。

（4）完善考核制度

为确保人才质量，我们应建立充分的资格审查机制和定期的重新考核机制。除了定期的考试外，也应引入同行评价和被服务者评价，从多个角度对服务人员进行全面考核，激励其不断学习，提升专业技能。

智能化养老服务人才的培养是保障智能化服务质量和可持续发展的基础。政策、资金、教育培训和考核机制的完善能够为智能化养老服务提供充足、高水平的人才支持，让老年人更好地享受智能化养老服务的益处。

## 第三节　社区老龄智慧健身康养服务模式构建

### 一、研究的背景与现状

#### （一）老龄化社会背景

在中国，老龄化社会的到来带来了巨大的挑战和机遇。随着人口老龄化的加剧，老年人口的数量迅速增加，伴随着慢性疾病患病率上升，如心脏血管疾病、癌症等。这导致了半失能老年人数量的增加，对养老服务和康复护理提出了更高的需求。针对半失能老年人的养老服务建设存在供给服务范围不足、政策不健全、康复措施有待改善等问题，需要更多的关注和改进。

在应对老龄化的挑战中，健康老龄化成为重要研究热点。保持老年人的功能发挥和幸福生活是健康老龄化的核心。科学合理的运动锻炼在健康老龄化中扮演重要角色，有助于维持老年人的健康，促进身体机能的恢复。更具体的研究表明，运动和锻炼对老年人的认知功能有益，甚至有助于预防认知障碍性疾病的发生。

与此同时，“在地养老”（Aging in Place）的概念开始受到关注。这指的是老年人在其所居住的社区获得满足个人要求的住房和社会照护设施，以保持独立生活和降低失能程度。在地养老需要社会资源的支持，包括专业护理人员和社区服务设施的改善。大多数中国老人更倾向于选择以 AIP 为核心的养老模式，即在家庭和社区环境中获得综合性服务。

居家与社区照护模式在这种背景下愈发重要。中国传统的家庭赡养观念使得居家养老模式占据主导地位。老年人更愿意在熟悉的环境中生活，家庭和社区的环境不仅提供居住的物理条件，也能够带来情感上的归属感和社会参与感。因此，逐步增加“社区—居家”养老模式占比，增加社区养老服务设施以提高老年人的生活质量和便捷性成为当务之急。

这些概念和方法是应对老龄化挑战的一部分，有助于提供更多样化和全方位的养老服务，让老年人能够在舒适、熟悉的环境中享受更好的生活质量。

### （二）社区老龄健身康复现状

老年人口失能和半失能的增加在社会中呈现出严峻的挑战。根据联合国人口司发布的数据，2050 年中国老年人口数量将大幅增长，且老年人中失能和半失能的比例也将增多。这预示着未来社会将需要更多的康复医疗服务来延缓健康老年人向失能或半失能状态的转变。

社区对老年康复服务的需求不断上升，这与社会对健康老龄化理念的普及有关。老年抚养比的增加以及失能照护依赖率的上升，使得更多老年人选择在家和社区结合的方式接受康复训练。这为社区康复的发展提供了机遇，通过医养护的协作，可以建立起以社区康复为基础的服务单元，提供连续性的康复护理，改善老年人的生活质量并促进身体功能的恢复。

然而，当前老年医疗康复服务体系尚不完善。现有服务主要分为医院康复、家庭康复和社区康复。医院提供专业康复治疗，但大多数康复过程需要在家庭和社区环境中完成。在家庭环境中缺乏专业指导和设备，导致康复效果不尽如人意。同时，社区康复场所和设备利用率较低，且缺乏专业的科学运动指导和计划性康复治疗，限制了老年人得到有效的康复服务。

解决这些挑战需要多方合作和系统性的改进。投资于社区康复设施、提供专业指导以及加强医养结合等举措可以改善康复服务质量。此外，针对老年人口的特点和需求，制定更全面、科学的康复方案也至关重要。政府、医疗机构、社区组织和相关专家的共同努力，可以为老年人提供更为全面和有效的康复服务，帮助他们维持更健康、更具生活质量的生活。

## 二、社区老龄康复理论与产品分析

### （一）老龄康复与社会创新理论研究

老龄康复理论的研究对于了解和应对老年人群的健康状况至关重要。世界卫生组织对康复的定义强调了在人们面临日常功能限制时需要采取一系列干预措施。老年失能受到多种因素的影响，包括慢性疾病引起的身体损伤、老年疾病风险的上升和身体功能下降。因此，老年康复对于预防失能和促进功能恢复至关重要。不同个体在老年时期的身体机能水平差异很大，这受康复环境和个体行为的影响。

健康老龄化的实现涉及个体与环境之间的持续互动，这相互作用的结果会呈现为个体能力和功能发挥的轨迹。图 6-1 展示了三种不同康复干预下的身体机能变化轨迹，说明专业的康复干预对于提高老年生活质量至关重要。

社会创新在老龄康复方面有着重要应用。它涉及产品和服务模式的新想法，可以满足社会需求，创造新的社会关系或合作模式。智慧养老的社会创新利用了信息化和智能化技术，提供全方位的日常护理和医疗监测服务。图 6-2 中展示了智慧养老平台构成的要素，结合了养老物联网设备、智能硬件等产品，为老年人提供便捷的养老服务。

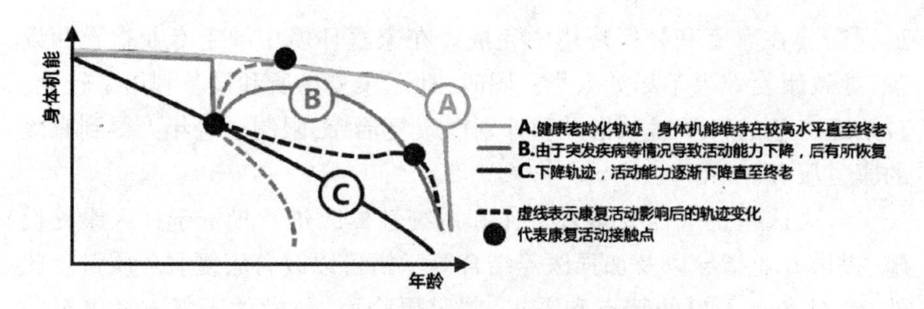


图 6-1　康复干预下的不同身体机能发展曲线

ICF 理论模式是世界卫生组织提出的一个框架,用于组织和记录功能和残疾信息。它描述了个体健康状况、周围环境因素和个人因素之间的互动,并提供了健康状态和相关状况的标准语言和框架体系(图 6-3)。基于 ICF 理论模式的老年康复研究可以帮助分析轻中度失能老年人在社区运动康复方面的表现。这种研究可推动通过社区康复服务改善老年人的身体功能和健康状态,提高其日常行为活动的独立性。

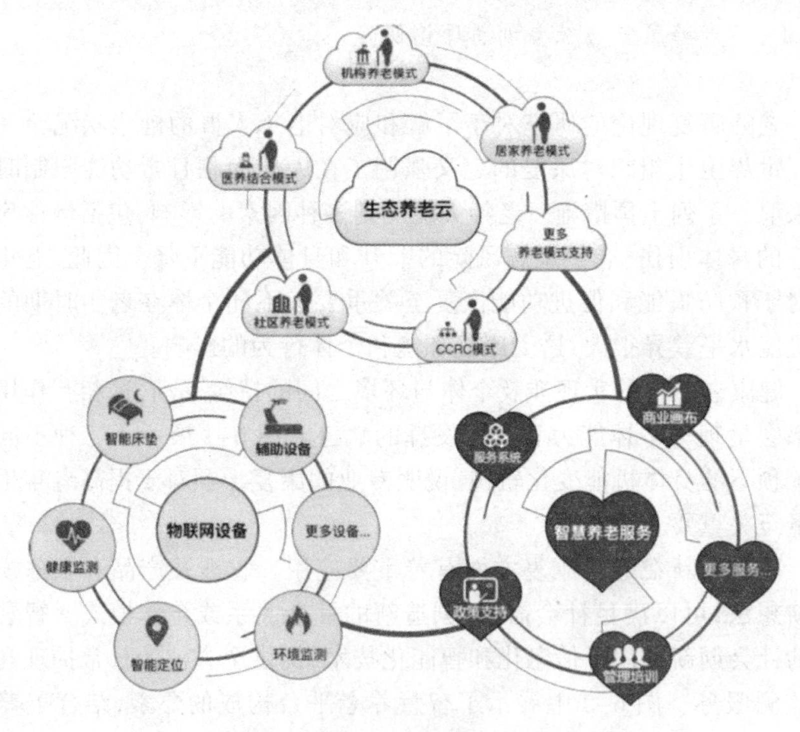


图 6-2　智慧养老平台构成要素

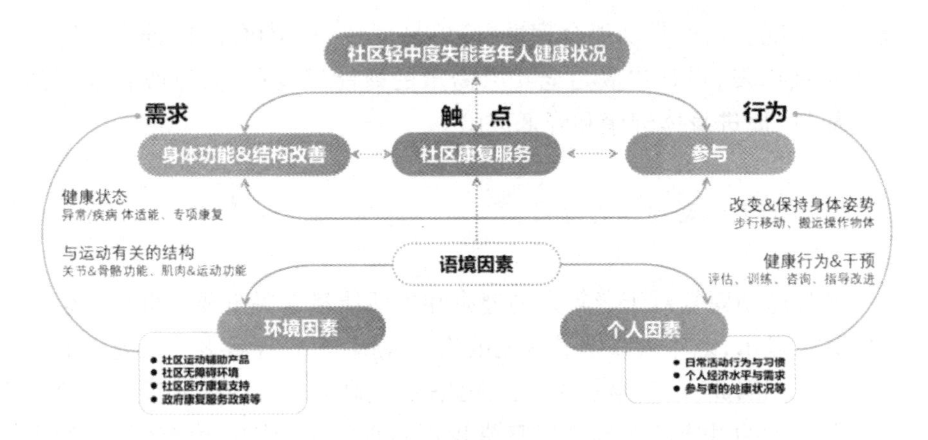


图 6-3 ICF 健康与功能分析模式

综上所述，老龄康复理论研究以及社会创新应用对于提高老年人的生活质量和健康状态至关重要。通过不断探索和应用新的理论和技术，我们可以更好地满足老年人的需求，提供更有效的康复服务，以确保老年人能够拥有更加健康和独立的生活。

### （二）老年健身产品设计原则

老年健身产品的设计原则应围绕满足老年人的特殊需求展开。首先，功能合理原则要求产品功能定位准确，避免过于复杂，以便老年人能够轻松使用。其次，简单易用原则强调产品设计应简单高效，以减少学习成本和使用障碍，考虑到老年人的感知系统、思维和行为功能减退。安全与可靠性原则是基础需求，要求在设计中解决安全隐患，满足老年人的使用习惯，同时提供应急保护功能。通用与无障碍原则要求考虑不同失能程度和活动能力的老年人的使用需求，提供能够满足这些需求的健身康复设备。

当前公共健身设施使用功能相对相似，缺乏独特性。随着老年人口增加和需求多样化，公共健身设施需要改良提升。智能健身产品可增加互动性，提高趣味性，为老年人提供运动康复系统，改善活动能力、力量、姿势、平衡和协调能力，降低跌倒风险。这些智慧健身系统的设计概念旨在使康复运动成为一种娱乐放松活动，吸引老年人更积极地参与社区活动。

综合来看，老年健身产品的设计应充分考虑老年人的特殊需求和功能衰退情况。从产品功能合理性、简单易用性、安全可靠性、通用无障碍性等角度出发，设计出满足老年人需求的智能健身产品，以改善他们的生活质量、促进身体健康和降低风险。

### （三）老龄运动康复内容研究

老龄运动康复对于老年人的健康和生活质量至关重要。世界卫生组织的数据显示，老年人跌倒是常见的伤害原因，也是导致老年人死亡的第六大原因。因此，运动康复成为预防跌倒、提高老年人生活质量的关键。

老年人的健康状况通常以日常生活自理能力、认知功能和累计健康亏损指数为指标。即使患有心脏病、关节炎、慢性疼痛或糖尿病等疾病，适量的运动康复训练也能有效改善心脏功能状况，改善骨骼肌血流和血管舒缩功能，对老年人慢性病的康复有所帮助。

运动康复的内容主要包括耐力、力量、平衡和柔韧性四个方面。渐进式的耐力训练不仅增强肌肉力量，还能改善心血管功能，减少冠心病危险。力量训练有助于老年人维持独立生活，预防跌倒伤害。平衡训练可防止跌倒，提高日常活动中的平衡感，而柔韧性训练可增强肌肉柔韧性，提高身体的活动自由度。

这些训练需要循序渐进，配合老年人的具体耐受能力进行调节。从坐位到站位、静态到动态平衡的渐进式训练，能够有效改善老年人的步态调控水平和稳定性。

另外，老年人运动康复训练还需要与环境相互作用。老年人的能力水平会受到环境的资源或障碍的影响，所以在提供适宜的环境条件下，即使有一定程度的健康问题，老年人也可以通过辅助装置和特定的康复产品完成运动康复训练。

总体来说，老年人运动康复对于提高老年人的生活质量、预防跌倒、改善健康状况和保持独立性至关重要。不仅要注重训练内容的全面性，还需提供适宜的环境和条件，以促进老年人积极参与运动康复训练。

### （四）社区老龄运动康复AHP需求层次分析

AHP（The analytic hierarchy process）是一种由T.L. Saaty提出的系统性和分级的分析方法，将定性和定量分析相结合。它被用来对半失能老年人的活动空间进行分级分析，旨在根据功能类型对用户需求进行系统整合和分类。通过将相似的用户需求编号连接在一起，来对半失能老年人康复的不同功能类型进行分类和细分（表 6–1）。

**表 6–1　半失能老人社区康复活动需求项**

| 编码 | 需求描述 | 编码 | 需求描述 | 编码 | 需求描述 |
| --- | --- | --- | --- | --- | --- |
| 1 | 场地距离 | 7 | 慢性病康复 | 13 | 防滑防摔倒 |
| 2 | 运动安全 | 8 | 锻炼团体活动 | 14 | 身体状态提醒 |
| 3 | 运动保护措施 | 9 | 运动知识获取 | 15 | 可调节尺寸 |
| 4 | 器械运动 / 无器械运动 | 10 | 运动器材使用知识 | 16 | 运动休息的公共设施 |
| 5 | 户外天气因素 | 11 | 休闲空间分割下棋、广场舞 | 17 | 不同年龄段的适用器材 |
| 6 | 时间安排 | 12 | 智能健身器材 | 18 | 适用不同疾病 |

针对半失能老年人社区活动需求的分析将不同的需求分类为四大类别，即客观社区环境、智能康复产品、老年用户康复知识和个人身体状况。这种分类为改善和促进社区老年人的康复提供了一种指导。社区活动通常以街道办提供的公共空间为主。由于活动空间紧凑，老年社区居民更倾向于进行无器械的健身活动，并参与各种与老年人相关的社区活动。

在客观社区环境方面，如何改善和增强社区公共空间对老年人的友好性以及提供合适的运动场所是关键。这可以包括改善街道、公园和其他公共场所的无障碍设施，设置合适的步道和户外健身器材，使老年人更容易进行锻炼和活动。同时，关注社区安全、安静、便捷的交通以及相关的社区服务也是重要的。

智能康复产品的发展对老年人的康复至关重要。这些产品可以涉及智能辅助设备、APP 应用、数字化康复方案等，旨在促进老年人的康复和身体功能的提升。这种技术的发展可以使老年人更容易获得个性化的康复方案，并在日常生活中提供更多的支持和指导。

老年用户康复知识是关于康复训练、自我护理和健康知识的普及。相关人员可提供相关的教育和培训，使老年人能够更了解如何有效地进行康复训练、自我护理。

个人身体状况的改善需求则涉及个体健康状况的关注，包括身体健康和功能能力。针对老年人的身体状况，开发个性化的康复计划和健康管理方案是至关重要的。

综上所述，针对社区活动的改善和提升，除了提供更友好的活动空间和环境，还需要智能康复产品、康复知识的普及和个人身体状况的关注。这样的综合改进将有助于提高半失能老年人的康复效果，促进他们更积极地参与社区活动，实现康复功能最大化，同时推动社区老年设施的包容性发展。

### （五）社区老龄智慧健身康养服务系统构建

为构建社区老龄智慧健身康养服务系统，我们通过详细分析老年人康复阶段和现有服务流程的不足，强调了失能预防、服务连续性与未病先治的重要性。针对老龄人、家属、机构和医院等利益相关者，我们突出了线上服务平台和社区环境等要素的重要性，同时强调了构建社区老龄智慧健身服务生态系统的必要性。从专业治疗、智能产品平台到社区协调管理，我们确保老年人在社区环境中的康复服务连贯性、智能化与完整性。

### （六）社区老龄智慧健身康养服务系统设计

Active Senior 作为服务提供者，聚焦于提供智能康复运动产品和医学理论指导下的康复治疗，将其置于社区场景中，为健康和轻中度失能的老年人提供康复环境。通过线上平台，老年用户与社区老龄健身康复设施进行互动，并获得身体数据上传、个性化健康计划和康复处方。服务系统根据测量数据更新身体与运动数据库，制定新阶段的康复计划。

体验流程以线下空间为中心，老年用户进入活动空间进行身体健康检查后，使用智能辅助康复设备进行定制化的康复锻炼，其运动数据自动上传至线上服务端，为后续的康复方案更新提供基础。这形成了一个闭环，使线上线下交互与数据更新构建了服务的连续性。

服务蓝图描述了老年用户首次使用该服务的过程，从健康情况统计到个性化健康运动方案的定制，为用户提供合适的设备，并通过运动监测和手机 APP 进行数据收集和互动服务，以增强用户体验和社区交流。

整体而言,该设计着眼于提供老年人针对健康和康复需求的定制化服务,涵盖了从康复设备到线上服务平台和个性化康复方案的闭环设计。

# 第四节　人工智能居家养老模式的理论基础与模式构建

## 一、人工智能居家养老模式的含义

人工智能作为一门新的技术科学,旨在模拟、延伸和扩展人类智能。居家养老是指在老年人居住的地方提供相应的护理和服务,使他们能够在熟悉的环境中安享晚年。传统的居家养老服务包括日常生活照料、医疗康复护理、精神慰藉和意外紧急救助等方面。这些服务常由看护人员、家庭成员或专业机构提供。

人工智能居家养老模式是指将人工智能技术融入居家养老服务中,以智能化系统作为核心控制中枢,利用物联网设备作为系统执行终端,连接外部养老服务资源,满足老年人的需求。这种模式利用 AI 技术作为整个系统的“大脑”,赋予整个居家养老系统更高程度的智慧。5G 技术则在实现核心控制中枢与执行终端、外部资源的连接上起到关键作用。

人工智能居家养老服务流程主要通过三种途径为老人提供服务:一是通过大数据和人机交互提供知识、建议和精神慰藉;二是通过智能设备为老人提供室内环境调节和协助生活起居等服务;三是连接外部养老服务资源,帮助老人传递需求信息,呼叫服务(图 6-4)。

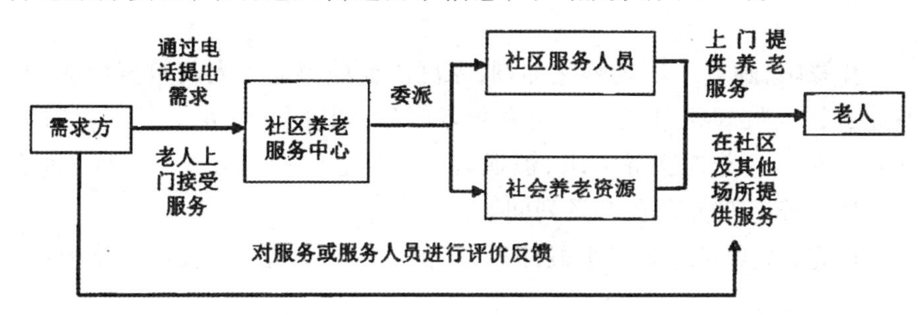


图 6-4　居家养老服务流程

AI在居家养老中具有高精度、高强度和连续性等优点。其应用于养老服务需要获取丰富的场景数据，进行深度学习建模，最终获得在该领域的判断决策能力。当AI积累足够的养老服务数据时，它能够指挥整个居家养老系统，提供日常生活照料、医疗康复护理、精神慰藉和意外紧急救助等服务（图6-5），从而实现智能、便捷、精准和个性化的养老服务。①

这种模式有望提高养老服务供给效率，提升老年人晚年生活幸福感，满足老年人多样化养老的需求，减轻看护人员负担，缓解专业老年人护理人员短缺的问题，为解决深度老龄化带来的困境提供新机遇。

人工智能居家养老模式利用人工智能技术作为控制中枢，结合物联网设备，连接外部养老服务资源，实现老年人智能、便捷、精准和个性化的照料服务。

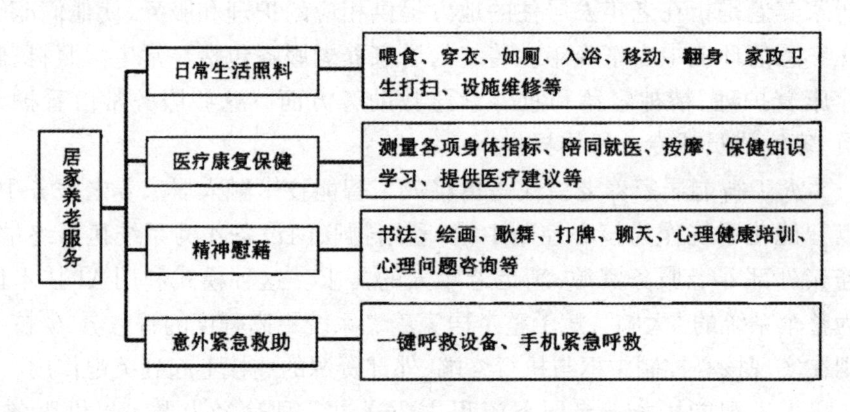


图6-5 居家养老服务内容

## 二、我国居家养老模式存在的问题

在我国，随着人口老龄化加剧，家庭需要照料老年人的数量增加，而专业看护人员却相对减少。居家养老服务因其同时满足老年人对家庭归属感和专业养老服务需求，被视为相对合适的养老方式。然而，目前我国居家养老服务存在一系列问题。

首先，居家养老服务手段滞后，未能充分融入信息化、智能化浪潮。

① 睢党臣，刘星辰．人工智能居家养老的适用性问题探析[J]．西安财经大学学报，2020（3）：27-36.

老年人群体接受新技术相对较慢，养老服务提供者缺乏创新，使得服务提供者和需求方之间信息共享不足，资源利用效率低下，服务人员负担重，难以提供更多样化、个性化的服务。

其次，居家养老服务效率不高。服务提供方式包括老人前往社区日间照料服务中心和服务人员上门，但在实际操作中存在老人行动不便、信息传递不畅等问题，导致老人难以便捷获取需要的服务，效率受损。

再次，居家养老服务内容单一。养老服务仍停留在基本照料层面，而老年人逐渐转向更高层次需求，如精神慰藉服务，但社区养老服务资源未能及时跟上，导致老年人在精神层面的需求得不到充分满足，增加了孤独与空虚感。

最后，居家养老专业服务人才匮乏。社区服务人员整体素质不高，服务能力有限，专业医疗服务人员相对稀缺，导致养老服务质量难以得到提升。

这些问题影响了我国居家养老模式的发展和推广，使得老年人的更高层次需求难以得到充分满足，服务效率不高，服务质量参差不齐。为解决这些问题，我们需要更多的创新和投入，加强信息化、智能化服务手段的应用，提高服务效率，丰富养老服务内容，并提升专业服务人才队伍的素质，以满足老年人更多元化、个性化的养老需求。

## 三、我国居家养老模式存在问题的原因分析

我国居家养老模式出现问题的原因多而复杂。这些问题与国家幅员辽阔、文化差异、政府机构执行程度，以及养老服务观念、供求沟通渠道、供需现状和养老服务业发展等有关。

首先，养老服务行业观念滞后，养老服务行业仍未充分融入科技发展的步伐，企业多将青中年定为主要市场，对老年人市场的重视不足，致使养老服务产业未能完全与新兴技术融合，仍以人工服务为主。

其次，供求双方沟通渠道不畅导致了信息传递不及时、服务反应速度较慢，老年人获取服务信息渠道有限，不利于其及时满足服务需求，服务机构对服务需求的反应不够及时。

养老服务供需脱节是另一个问题，随着家庭结构和社会竞争压力的变化，家庭关注点主要放在下一代成长上，老年人受到的重视程度不高。老年人的需求与市场供给错位，导致养老服务供给与需求不匹配，

服务内容多停留在基本生活照料层面。

最后，养老行业对人才的吸引力不足。服务人员待遇不高、工作强度大，加之对老年人看护的难度，使得许多服务人员更愿意从事其他服务行业。另外，养老服务提供主体较为单一，缺少多样化的参与主体，导致服务力量薄弱。

这些问题源于多个方面，包括观念滞后、信息沟通不畅、供需不匹配、人才吸引力不足等，对于养老服务的进步和完善提出了挑战。

## 四、我国发展人工智能居家养老模式的政策建议

人工智能在养老领域的发展和应用有着巨大的潜力，为解决老龄化社会面临的挑战提供了新的可能性。上文所述的鼓励研究开发人工智能居家养老产品的措施，是为了推动智能科技与养老服务的深度融合，为老年人提供更便捷、更安全、更个性化的养老服务。

一方面，人工智能技术的应用可以改善居家养老服务。智能识别、感知和规划控制技术可以帮助老年人监测健康状况、提供紧急救助，甚至帮助规划日常生活。智能机器人的研发则可以为老年人提供陪伴、日常帮助等服务。这种技术在养老机构和家庭中的试用将对老年人的生活产生积极影响。

另一方面，政府的投入和资金支持对于促进人工智能在养老领域的应用至关重要。为研发机构提供数据采集和使用环境，推动数据驱动的智能养老服务，以及向人工智能居家养老服务领域投入资本，可以鼓励更多社会资本加入这一领域。同时，政府的补贴措施也有助于推广人工智能居家养老产品的试用，尤其对于经济水平不高的老年人来说，这种补贴可能会提供更多机会享受先进科技带来的便利。

探索基于人工智能技术的老年人信息健康管理系统和养老社区服务中心试点，有助于建立更安全、可靠和方便的人工智能养老基础设施体系。通过数据收集和深度学习，人工智能可以逐步提升养老服务的水平，更好地满足老年人的需求，提高他们的生活质量。

然而，我们需要注意的是，在推进人工智能与养老产业融合的过程中，应重视数据隐私和安全，确保老年人的个人信息不受侵犯。此外，对于一些老年人而言，对新技术的接受程度可能有所不同，因此在推广过程中需要考虑到培训和支持的需求，以确保他们能够充分理解和有效使

用这些技术。

总的来说，人工智能在居家养老领域的发展有望为老年人提供更加个性化、贴心的服务，但需综合考虑技术发展、政策支持以及社会接受度等方面，确保其真正为老年人的生活带来实际改善。

# 第七章

## 中国康养产业服务模式典型案例研究

## 第一节　中国代表性区域的康养产业服务模式分析

### 一、海南康养产业服务模式

#### （一）温泉康养

温泉康养旅游作为结合温泉资源、健康理念和旅游形式的独特体验，对于促进旅游业的发展、推动健康产业的蓬勃发展具有重要意义。海南，作为一个拥有丰富温泉资源的地区，在温泉康养旅游发展中具备巨大的潜力。

海南省拥有多样的温泉资源，我们可以考虑根据不同特点和地域进行分类，打造多样化的温泉康养旅游产品。从温泉疗养、SPA体验、温泉度假村到康体养生，我们可以结合当地的文化、自然风光，开发出更多元的产品，吸引不同类型的游客。

温泉康养旅游不仅仅局限于温泉本身；我们还可以与其他产业进行融合发展。例如，我们可以将温泉与中医养生、传统文化体验、自然疗法等相结合，提供更丰富多彩的康养体验。

海南作为海岛雨林特色鲜明的地区，我们可以依托这些特色打造独具特色的温泉康养旅游产品。

通过积极的市场宣传和推广活动，我们将海南的温泉康养旅游产品推向全国甚至国际市场。同时，我们积极开展国际合作交流，吸引更多外国游客前来体验。

总的来说，海南在温泉康养旅游的发展中应该充分利用本地的温泉资源和地域特色，加强产品创新、提升服务水平，并通过综合性的发展策略，将温泉康养旅游打造成为具有竞争力和吸引力的旅游产业，为地方经济的发展注入新的活力。

（二）医疗康养

医疗旅游和康养产业在海南地区的发展与整合，对于经济增长和老年人群体的服务具有重要意义。

海南早期便在医疗旅游领域有所探索，并以琼海博鳌和三亚为核心形成了中医药康复保健游。未来，海南应继续整合当地的医疗资源和旅游资源，不仅可以加强现有的中医药康养模式，还能够推动其他地区的医疗旅游发展，提高全岛医疗旅游的覆盖面。

海南作为老年“候鸟人群”的主要接收地，可以进一步加强对老年人群的服务，推动发展老年人康养产业。发展“老年健康大学”和打造老年友好型城市，以及将养老产业与旅游产业结合，将为老年人提供更多元化、个性化的服务。

综上所述，海南的医疗旅游和康养产业发展具有广阔前景，但需要在整合资源、提升服务质量、吸引国际游客和创新发展模式等方面持续努力，才能更好地推动医疗旅游与康养产业的蓬勃发展，并为地方经济和老年人的生活质量带来更多益处。

（三）森林康养

森林康养作为结合优质森林资源与医学、健康理念的新兴产业，在海南省具有巨大的发展潜力。

海南已着手建设森林康养基地，但仍需要加强森林康养与医疗产业的整合。这可以通过加强与医疗机构的合作，开发针对特定人群的森林康养产品，如针对缓解压力、身心健康平衡等的康养方案，吸引更多有需求的人群。

海南可通过开发多样化的森林康养产品，包括森林散步、瑜伽、森林沐浴、自然疗法等，结合当地的特色和优势资源，丰富森林康养产品线，吸引不同健康需求的客群。

海南可将农业与自然景观、休闲度假、健康养生结合，发展乡村生态旅游，构建以森林康养为特色的旅游基地，为游客提供更丰富的康养体验。

海南应积极进行宣传推广，提升森林康养的国内外知名度。通过举办活动、制作推广材料、加强网络推广等方式，吸引更多游客对海南的森林康养项目感兴趣。

总体而言，海南在森林康养产业的发展中可以通过整合资源、提升产品品质和服务水平，加强与医疗机构的合作，发展特色产品，进一步探索绿色、生态、康养一体化的发展模式，从而推动森林康养产业迈向更为多元化和成熟的阶段。

### （四）海洋康养

海洋康养作为海南旅游业发展的关键领域，对于整体旅游业的创新和提升至关重要。

海南作为海岛，本身就拥有得天独厚的海洋资源，如日光、海水、海风等。可以利用这些资源打造海洋康养产品，例如海水浴、日光浴、海风疗法等，为游客提供独特的康养体验。

海洋康养不仅限于传统的海滨休闲，还可以涵盖更多康养项目，例如海洋瑜伽、海洋温泉疗法、海洋活动疗法等，以及与海洋有机结合的康体养生产品，为游客提供更丰富多样的选择。

海南可依托其丰富的海洋资源，打造国际水平的滨海休闲度假品牌。这需要提升服务质量，引入先进理念和技术，从而吸引更多国际游客，提升海南的国际旅游形象。

总的来说，海南发展海洋康养产业可以依托其得天独厚的自然资源，通过创新和多样化的产品设计，提供独特的康养体验，吸引更多游客，同时注重可持续发展，为海南的旅游业注入新的活力。

### （五）文旅康养

文旅康养是当今旅游业中崭露头角的新兴概念，旨在将旅游与康养结合，提供健康、休闲、养生体验，并促进文化交流。这种发展模式注重地方特色文化与自然资源的结合，为游客提供更全面的服务和体验。

在文旅康养项目中，康养小镇成为一个突出的发展模式。这些小镇以“健康”为核心，涵盖了多元化的功能，如温泉养生、宗教文化体验、长寿文化和医养结合等。

1. 温泉康养小镇

这类小镇通过利用温泉资源，打造温泉与健康生活、运动、会议等相结合的养生小镇，提供休闲和养生体验。

2. 宗教文化康养小镇

这类小镇位于宗教文化丰富的地区，可通过开设宗教文化交流馆和体验中心，为游客提供宗教文化体验。

3. 长寿文化康养小镇

这类小镇侧重于区域长寿文化，提供山林养生、气候养生和健康饮食等服务，致力于发展养生度假和长寿经济。

4. 医养结合康养小镇

这类小镇利用当地医疗资源发展医疗康养经济，其中中医药康养小镇是典型代表。

在海南省，特别是在三亚市的海棠湾，建设“海棠湾·上工谷国际中医药康养特色小镇”是一个值得关注的项目。这个小镇计划依托当地环境和资源，提供综合性的康养度假服务，结合中医文化、康养旅游、休闲度假和娱乐体验，为消费者打造健康、舒适的旅居胜地。

文旅康养小镇的建设展现了一种全新的旅游发展模式，将传统旅游和康养理念结合，为旅客提供更多元化、个性化的文化、康养和休闲度假体验。

（六）旅居养老

旅居养老作为一种新兴的养老方式，将“康”与“养”结合，为养老产业带来全新发展机遇。海南富力红树湾的打造以及未来旅居养老的趋势，反映了养老行业在满足人们健康需求、促进康养生活方式方面的努力和潜力。

1. 康养理念引领养老创新

旅居养老强调对身体、心理和精神全方位的关注。在海南富力红树湾的建设中，项目依托海南自然优势，将养老理念贯穿各个年龄阶段，关注亚健康问题并提供相应的康养服务。

2. 创新融合驱动产业升级

养老行业开始借助互联网技术推动传统养老方式的变革。“互联网+旅居养老”模式包括“互联网+机构养老”和“互联网+社区居家养老”，其将智慧科技融入养老服务，提供更高效和个性化的养老方式。

3. 促进地方经济转型

旅居养老的兴起不仅推动了养老产业的发展，还成为促进地方经济发展的重要引擎。海南富力红树湾的建设和探索，将为当地经济结构转型和发展提供重要支持。

4. 社会养老观念变革

旅居养老可借助新媒体技术，不断挖掘数据信息，推动养老观念的变革。通过大数据分析和信息传播，旅居养老可引导社会观念的转变，打破传统养老模式的局限。

旅居养老代表了养老行业面向未来发展的努力，通过技术创新和康养理念的推广，致力于为不同年龄层提供更健康、更智能和更舒适的养老生活方式。

### （七）共享农庄项目

共享农庄项目是海南岛上正在积极推动的共享经济项目之一，以共享经济理念和互联网技术为基础。其核心目标在于促进资源共享和农业发展，同时为海南的乡村振兴和生态环境提供新的发展途径。项目着重考虑了多种方式和策略，包括推动乡村旅游、农业发展，并为当地经济增长作出贡献。

其主要特点包括共享经济的理念和与乡村振兴规划的结合，以改善乡村环境和推动当地农产品升级与流通为目标。项目还注重多样化农庄模式的发展，提供不同类型的农庄，以满足不同消费者的需求。此外，项目支持政府政策，整合多方资源，提供多元化服务，以促进农庄的可持续发展。

展望未来,共享农庄项目将持续关注可持续发展、技术创新和国际交流合作。这个项目在海南的发展前景广阔,但需要综合考虑生态保护、社会效益和经济效益,以实现可持续的发展目标。

## 二、云南康养产业发展模式

云南的康养旅游业虽然仍处于初步发展阶段,但其快速壮大,成为云南全域旅游的重要组成部分。昆明、大理、丽江、西双版纳、腾冲等地已吸引了众多国内外健康生活追求者,成为康养旅游热门目的地。云南大力促进康养产业与其他产业相融合,形成了多种“康养+”发展模式。

### (一)“康养+医药”发展模式

该模式利用云南丰富的生物医药资源,探索中医药资源和康养旅游的融合,例如曲靖生物医药健康产业科创园。此举对中医药旅游业态的发展、旅游资源整合以及经济效益提升具有重要意义。

### (二)“康养+城市建设”发展模式

昆明将“中国健康之城”作为城市品牌之一,通过城市标签塑造、生态资源利用等探索有效城市发展方式,为打造城市品牌,丰富城市形象做出努力。

### (三)“康养+养老”发展模式

该模式利用云南丰富的自然条件,创新设计老年养老旅游产品,建设养老小镇,如七彩云南·古滇名城滇池国际养生养老度假区养老小镇,服务老年群体。

## 第二节　中国贵州康养产业服务模式分析

### 一、贵州康养资源禀赋分析

（一）概述

1. 贵州省大健康产业范围界定

贵州大健康产业是指与维护健康、修复健康、促进健康相关的一系列健康生产经营、服务提供和信息传播等产业的统称，具体包括“医、养、健、管、游、食”六大细分领域。[①]

2. 贵州省大健康产业总体布局

总体面局：充分利用贵州省医疗医药、自然资源、文化旅游等特色资源，衔接国土空间规划、产业发展规划，坚持核心区域和重点区域相结合辐射全域的发展理念，规划形成“一核、双翼、外环带”的空间布局。实现以核心引领、双翼带动、辐射外环带、各功能板块协同的产业格局，构建资源整合、优势互补、功能完善、全域健康共建的贵州省大健康产业空间布局体系。

产业布局是产业在空间维度上不断动态演变的一个过程。根据贵州省委十二届八次全会精神，加快构建以黔中城市群为主体，以贵阳贵安为龙头，贵阳—贵安—安顺都市圈和遵义都市圈为核心增长极，其他市（州）区域中心城市为重点，以县城为重要载体，黔边城市带和特色小城镇为支撑的新型城镇化空间格局。在“十四五”期间，贵州省大健康产业以“一核、双翼、外环带”产业发展思路。“一核”即以贵阳贵安

① 程前昌．大健康产业的发展与优化——以贵州省为例［J］．西部经济管理论坛，2019（3）：12-18.

为核心，充分发挥贵阳作为省会城市的首位度作用，以贵阳贵安融合发展、“强省会”五年行动为重大契机，在贵阳贵安规划建设省级大健康产业核心园区，进而辐射和扩展到遵义、毕节、安顺、黔南等地区。“双翼”即安顺和遵义，重点打造健康+管理、旅游、康养、养老融合发展区。“外环带”即黔东南、黔南、黔西南三州和六盘水、毕节、铜仁，持续打造健康养生养老、山地运动、森林康养、温泉康养、民族药特色产业带，在六盘水、兴义重点打造康体养生养老产业集聚区，在毕节重点打造亚高原绿色康体养生集聚区，在铜仁重点打造梵净山生态养生特色发展集聚区。通过“一核”引领、“双翼”带动、辐射“外环带”产业优化布局，立足贵州“黔菜”“苗药”“凉都”“瑶浴”等资源，围绕“医养健管游食”抓好品牌创建工作，建设大健康产业发展新高地，打造健康医药、健康养老、健康运动、健康管理、健康旅游、健康食药材、健康文化七大康养品牌，构建大健康产业综合体。

### （二）产业发展环境

#### 1. 政策环境

（1）2021 年 2 月，《贵州省国民经济和社会发展第十四个五年规划和二〇三五年远景目标纲要》（以下简称《纲要》）发布。

《纲要》提出：积极发展大健康和养老产业，积极培育健康服务新业态，加快发展“互联网+医疗健康”服务模式，鼓励发展智慧健康体检和咨询等健康服务，积极发展可穿戴设备、智能健康电子产品和健康医疗移动应用服务等；开展城市社区个性化健康管理服务试点，培育一批有特色的健康服务管理企业；鼓励发展社区母婴照料服务产业；深入推进医养结合，发展预防保健、疾病治疗、慢病康复、长期护理为一体的医养服务业，培育发展医养结合市场主体，加快推进贵阳、遵义、铜仁国家级医养结合试点建设，创建 20 个省级医养结合示范县。积极发展健康养老服务产业，加强智慧健康养老服务建设，深化移动互联网、物联网、智能终端、移动应用软件（APP）等在健康养老服务领域的应用。

（2）2022 年 10 月，贵州省大健康创新发展工程领导小组印发《贵州省大健康产业“十四五”发展规划》（以下简称《规划》）。

《规划》提出：数字互联赋新能。加快推进大健康产业与智能物联网技术相结合,加强健康领域的数字化、智能化改造,推广“智慧+”健康平台的应用,以数字互联经济赋能传统大健康产业转型升级。加强智慧健康养老服务建设,深化移动互联网、物联网、智能终端、移动应用软件(APP)等在健康养老服务领域的应用。推进贵州智慧医养建设,以医助养,智慧养老。推动基层医疗卫生服务与社区居家养老服务相协同。

(3)2022年6月19日,贵州省人民政府印发《“十四五”贵州省老龄事业发展和养老服务体系规划》(以下简称《“十四五”规划》)。

《“十四五”规划》提出:完善社会保障体系,一是完善多层次养老保险制度体系,优化医疗保障政策,拓展长期护理保险试点。二是健全养老服务体系,健全基本养老服务清单制度,织密兜底性养老服务网络,健全普惠养老服务设施网络,加大普惠养老服务供给。发展“互联网+养老服务”。推动互联网平台企业精准对接为老服务需求,提供“菜单式”就近便捷为老服务,鼓励“子女网上下单、老人体验服务”。引导有条件的养老服务机构线上线下融合发展,利用互联网、大数据、人工智能等技术创新服务模式。鼓励互联网企业开发面向老年人各种活动场景的监测提醒功能和方便老年人居家出行、健康管理和应急处置等应用功能。三是完善老年健康支撑体系,强化老年健康教育和预防保健,提升老年医疗服务水平,加强老年健康照护服务,发展中医药老年健康服务,深入推进医养结合。四是大力发展银发经济,打造康养产业新业态,培育老年用品产业。五是建设老年友好型社会,培育敬老爱老助老社会风尚,丰富老年人精神文化生活,扩大老年人社会参与,开展示范性老年友好型社区创建,加强老年人社会优待,维护老年人合法权益。六是增强发展要素支撑,完善用地用房支持政策,强化财政税收支持政策,加强老龄工作人才队伍建设,强化信息化支撑(统筹建设贵州省智慧养老服务平台,实现专业机构运营,政府、机构和个人共用,融合养老服务供需对接、政府行业监管和服务功能。搭建老年人健康管理平台,建立居家老年人健康档案,并与相关医疗机构实现数据共享,提供及时的健康保障服务)。

2. 经济环境分析

(1)贵州省经济发展现状

近十年来,贵州省经济实现了突飞猛进的发展,经济总量自2015

年迈入万亿元行列之后，经济增速持续领跑全国。贵州全省三大产业结构呈现新的变化趋势，产业重心逐渐向第三产业转移，2020年第三产业的占比超过了50%，表明贵州省经济结构正在发生着变化。在税收贡献上，第二产业所产生的税收由2015年的47.15%下降到2020年42.35%，下降了4.8%，而第三产业由2015年的52.55%上升到2020年的57.55%，上升了5%。

2022年贵州全省地区生产总值20164.58亿元，比上年增长1.2%。其中，第一产业增加值2861.18亿元，增长3.6%；第二产业增加值7113.03亿元，增长0.5%；第三产业增加值10190.37亿元，增长1.0%。第一产业增加值占地区生产总值的比重为14.2%，比上年提高0.2个百分点；第二产业增加值占地区生产总值的比重为35.3%，比上年提高0.1个百分点；第三产业增加值占地区生产总值的比重为50.5%，比上年下降0.3个百分点。人均地区生产总值52321元，比上年增长1.2%。全员劳动生产率为103797元/人，比上年提高1.6%。

（2）大健康产业规模

“十三五”期间贵州大健康产业实现增加值1382.79亿元，年均增长15%；有19家上市企业，其中年产值超1亿元的企业83家，超10亿元的企业6家，超20亿元的企业2家，超30亿的企业1家；总体上呈现出发展提速、供给提质、贡献提高、带动提升的发展态势。《贵州省大健康产业“十四五”发展规划》提出：推动大健康产业前延后伸、高位嫁接、跨界发展，产业增加值突破3900亿元。到2025年，全省大健康产业增加值占GDP比重超过15%。

（3）数字经济产业规模

近年来，贵州深入实施大数据发展战略，贯彻“在实施数字经济战略上抢新机”的重要使命。2022年，贵州加快发展大数据产业，电子信息制造业增加值增长60%以上，软件和信息技术服务业收入增长99.7%，数字经济增速连续七年位居中国第一。2023年，贵州预期地区生产总值增长6%左右、达到2.2万亿元，数字经济占地区生产总值比重达40%左右。其中，贵阳贵安以实施“强省会”为主抓手，围绕数字经济“一二三四”工作思路，坚定不移推进“数字活市”战略，2022年贵阳贵安数字经济增加值占GDP比重为44%，实现软件和信息技术服务业收入692亿元，软件和信息技术服务业成为贵阳贵安“1+7+1”重点产业中首个规模超过500亿元的产业。

3. 社会环境

（1）人口普查情况

①人口总量

2020年第七次全国人口普查数据显示，贵州省常住人口约3856.21万人，同2010年第六次人口普查的约3474.65万人相比，十年共增加约381.568万人，增长10.98%，年平均增长率为1.05%。贵州9个市（州）中，常住人口超过500万人的有3个，分别为：毕节市6899636人、遵义市6606675人、贵阳市5987018人；在300万人至400万人之间的有5个，分别为：黔东南州3758622人、黔南州3494385人、铜仁市3298468人、六盘水市3031602人、黔西南州3015112人；少于300万人的有1个，为安顺市2470630人。其中人口居前三位的市（州）合计常住人口占贵州全省常住人口比重为50.55%（表7-1）。

表7-1　贵州省各地区常住人口表

| 地区 | 常住人口数 | 比重（%） | |
|---|---|---|---|
| | | 2020年 | 2010年 |
| 全省 | 38562148 | 100 | 100 |
| 贵阳市 | 5987018 | 15.53 | 12.45 |
| 六盘水市 | 3031602 | 7.86 | 8.21 |
| 遵义市 | 6606675 | 17.13 | 17.63 |
| 安顺市 | 2470630 | 6.41 | 6.61 |
| 毕节市 | 6899636 | 17.89 | 18.81 |
| 铜仁市 | 3298468 | 8.55 | 8.90 |
| 黔西南州 | 3015112 | 7.82 | 8.08 |
| 黔东南州 | 3758622 | 9.75 | 10.02 |
| 黔南州 | 3494385 | 9.06 | 9.30 |

②地区人口情况

全省常住人口中，居住在城镇的人口为20495946人，占53.15%；居住在乡村的人口为18066202人，占46.85%。与2010年第六次全国人口普查相比，城镇人口增加8748166人，乡村人口减少4932486人，城镇人口比重提高19.34个百分点（图7-1）。

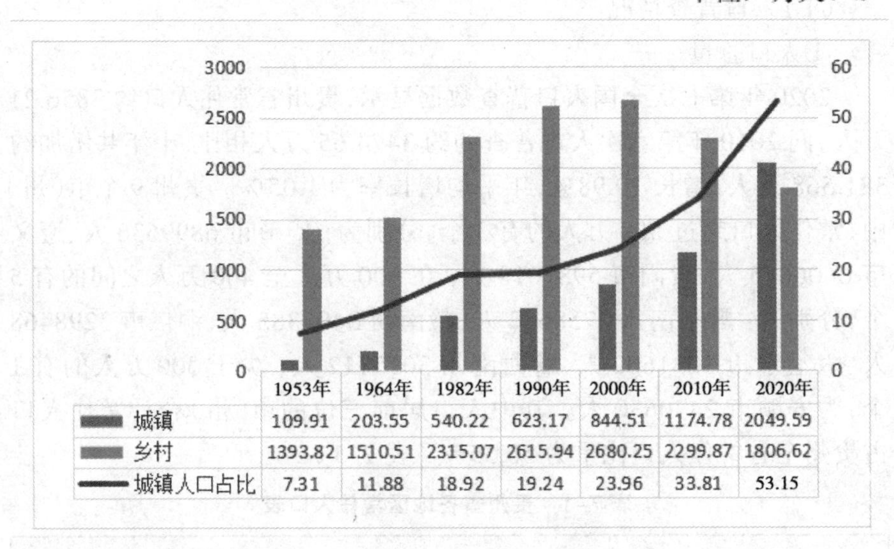


图 7-1　贵州省历次人口普查城乡人口

③人口结构特征

贵州省常住人口中,0 ~ 14 岁人口为 9242038 人,占 23.97 %;15 ~ 59 岁人口为 23388753 人,占 60.65 %;60 岁及以上人口为 5931357 人,占 15.38 %,其中 65 岁及以上人口为 4456455 人,占 11.56%。与 2010 年第六次全国人口普查相比,0 ~ 14 岁人口的比重下降 1.29 个百分点,15 ~ 59 岁人口的比重下降 1.25 个百分点,60 岁及以上人口的比重上升 2.54 个百分点,65 岁及以上人口的比重上升 2.99 个百分点(表 7-2)。

表 7-2　贵州全省常住人口年龄构成表(单位:人,%)

| 年龄 | 常住人口数 | 比重 |
| --- | --- | --- |
| 总计 | 38562148 | 100 |
| 0 ~ 14 岁 | 9242038 | 23.97 |
| 15 ~ 59 岁 | 23388753 | 60.65 |
| 60 岁及以上 | 5931357 | 15.38 |
| 65 岁及以上 | 4456455 | 11.56 |

9 个市(州)中,15 ~ 59 岁常住人口比重在 65%以上的有 1 个,在

60%～65%之间的有3个，在60%以下的有5个。9个市（州）的60岁及以上老年人口比重均超过10%、65岁及以上老年人口比重均超过7%（表7-3）。

**表7-3　贵州省各地区人口年龄构成表（单位：%）**

| 地区 | 占总人口比重 | | | |
|---|---|---|---|---|
| | 0～14岁 | 15～59岁 | 60岁及以上 | 65岁及以上 |
| 全省 | 23.97 | 60.65 | 15.38 | 11.56 |
| 贵阳市 | 18.56 | 68.14 | 13.30 | 9.47 |
| 六盘水市 | 26.29 | 60.18 | 13.52 | 9.90 |
| 遵义市 | 22.32 | 60.63 | 17.05 | 13.42 |
| 安顺市 | 25.12 | 58.97 | 15.90 | 11.61 |
| 毕节市 | 28.33 | 57.84 | 13.84 | 10.31 |
| 铜仁市 | 23.81 | 58.64 | 17.56 | 13.85 |
| 黔西南州 | 25.73 | 59.56 | 14.71 | 10.51 |
| 黔东南州 | 24.52 | 58.38 | 17.09 | 13.10 |
| 黔南州 | 22.94 | 60.30 | 16.76 | 12.56 |

（2）医疗卫生资源情况

2022年末贵州全省共有医疗卫生机构29150个，其中医院、卫生院2826个；专业公共卫生机构344个，其中疾病预防控制中心101个。年末医疗卫生机构床位309703张，其中医院、卫生院床位290489张。年末卫生技术人员32.14万人，其中执业（助理）医师10.94万人，注册护士14.71万人（表7-4）。

**表7-4　贵州省医疗资源**

| 指标名称（单位） | 绝对数 | 比上年末增长（%） |
|---|---|---|
| 卫生机构（个） | 29150 | -0.5 |
| # 医院、卫生院 | 2826 | 持平 |
| 卫生技术人员（万人） | 32.14 | 3.9 |
| # 执业（助理）医师 | 10.94 | 3.8 |

续表

| 指标名称(单位) | 绝对数 | 比上年末增长(%) |
| --- | --- | --- |
| 注册护士 | 14.71 | 3.9 |
| 卫生机构床位(张) | 309703 | 4.3 |
| # 医院、卫生院 | 290489 | 4.1 |

截至2022年9月底,贵州全省建成双证齐全的医养结合机构95家,医养结合机构工作人员7974人,床位总数16881张。

### (三)贵州省大健康产业竞争格局分析

#### 1. 行业竞争状态分析

(1)健康医药是大健康首位细分产业

健康医药产业是大健康首位细分产业,2019年健康医药产业已成功进入千亿行列,2021年实现健康医药产业总产值1168.08亿元,聚集了如贵州益佰制药、神奇制药、圣济堂等医药龙头企业。《贵州省大健康产业"十四五"发展规划》提出到2025年,力争全省健康医药产业总产值达到2000亿元,其中,医药工业总产值600亿元。

(2)健康体育产业是大健康重要细分产业

贵州着力推进山地康体运动产业、民族文化特色康体运动等产业发展,打造了"山地公园省·多彩贵州风"旅游形象品牌,2021年贵州全省体育产业总规模(总产出)为301.93亿元,增加值为124.25亿元。《贵州省大健康产业"十四五"发展规划》提出到2025年,体育产业总产值达到600亿元,体育产业增加值达到270亿元。

(3)健康养老和健康管理是大健康重点推进的细分产业

贵州省重点加强智慧健康养老服务建设,深化移动互联网、物联网、智能终端、移动应用软件(APP)等在健康养老服务领域的应用。贵州省提出以医疗机构健康大数据为基础,以"互联网+"信息技术为支撑,以家庭医生签约服务为抓手,积极推进健康管理业创新发展,发展互联网健康咨询和健康管理服务。

2. 区域竞争格局分析

贵州省大健康产业链以贵阳贵安为核心，是全省大健康产业创新引领示范区，区域竞争能力排名首位。贵阳贵安建有乌当医药产业园、修文医药产业园、清镇医药产业园等产业集群，主导健康医药产业，产业集群度高，聚集了贵州益佰制药、神奇制药、圣济堂等行业龙头企业，健康医药产值占比全省超过50%。其次为安顺和遵义，它们重点打造健康+管理、旅游、康养、养老融合发展区。外环辐射带为黔东南、黔南、黔西南三州和六盘水、毕节、铜仁，这些地区重点打造健康养生养老、山地运动、森林康养、温泉康养、民族药特色产业带。其中，在六盘水、兴义重点打造了康体养生养老产业集聚区，在毕节重点打造亚高原绿色康体养生集聚区，在铜仁重点打造梵净山生态养生特色发展集聚区。

## 二、贵州康养产业的当前发展现状

### （一）贵州康养产业布局发展现状

发展康养产业，不仅是应对人口老龄化的需要，也是拉动消费、推动经济高质量发展的重要途径。二十大报告明确指出：人民健康是民族昌盛和国家强盛的重要标志。把保障人民健康放在优先发展的战略位置，完善人民健康促进政策。优化人口发展战略，建立生育支持政策体系，降低生育、养育、教育成本。实施积极应对人口老龄化国家战略，发展养老事业和养老产业，优化孤寡老人服务，推动实现全体老年人享有基本养老服务。这些政策为康养产业发展指明了方向。近年来，贵州省康养产业得到了政府和社会各界的广泛关注和支持，成为新的风口和推动区域经济可持续发展的重要力量，已走上具有贵州特色的康养发展之路。

1. 贵州已具备做强“康养到贵州”品牌的资源优势

贵州拥有得天独厚的气候、山地、民族医药、交通便利等资源优势，并具有良好的大健康和大数据产业发展基础。这具备了把生态、人工智能技术及大健康产业优势与康养融合发展的潜力。通过发掘生态涵养、休闲观光、文化体验、健康养老等康养产业项目,为贵州康养产业带来巨大的发展契机。

2. 贵州发展重点康养业态和产业布局已具雏形

贵州康养产业已与气候、温泉、医药、旅游、森林等自然资源深度融合,初步形成了"避暑康养、温泉康养、医药康养、旅游康养、森林康养"五种重点康养业态。以融合带发展,因地制宜,初步形成了以贵阳贵安为中心的"康养产业"聚集区,以遵义、桐梓为中心的"纳凉避暑"康养旅居区,以黔南、黔东南为中心的"中医药"康养文化区,以毕节、六盘水亚高原为中心的"康体旅游"养生区,以黔西南为中心的"旅游、医药、森林"康养综合区,以安顺为中心的"全域旅游"康养休闲区,以铜仁为中心的"医养结合"度假养老区。

3. 贵州各地市康养产业集聚化发展效应已显现

贵阳地区,作为康养产业集聚区,已有森林康养基地12个,年接待人次30万。乡村旅游康养村寨数136个,乡村旅游经营户3114户,直接从业人数2.33万人,带动低收入人群6000余人。现有投入运营的温泉项目11个,国家AAAA级旅游景区6个。

遵义地区,推动"旅居+养老+房地产"融合化、集群化发展,每年避暑高峰期有近5至8万人前来避暑纳凉,形成了"春赏花、夏纳凉、秋采摘、冬民俗"四季旅游格局。遵义地区拥有18个森林康养基地,接待人次148万,综合收入16693万元,形成了以新蒲新区至信大健康、桐梓县枕泉翠谷、湄潭县桃花江为代表的森林康养和特色康养的项目。

黔南州,以养老产业综合体建设为支撑,养老事业和养老产业相协同,有序推进康养产业融合发展,打造"绿博黔南·康养之州"品牌。全州已投入使用的各类养老机构69个,其中公建公营13个、公建民营46个、民建民营10个,建设床位10506张(全省第四)。医养结合服务模式的机构共有84个。

黔东南州,深入推进医养融合发展,有医养结合机构27个,其中国家级老龄健康医养结合远程协同服务试点机构2个,特别是黔东(三穗)医疗健康养老服务中心,引进了多功能全自动的康养设备,全力开展"养老照护+康复服务+慢病管理+社工服务+智慧养老+生命救护"中医药医养结合模式。同时全州着力培育发展大健康新医药产业,瑶族药浴配方用药有100余种，其中主要药物有25种，可治40多种疾病，目前县内有瑶浴康养产品生产加工企业5家，年产值达6000余万元。全州开设瑶浴康养体验店8家，乡村瑶寨农户开设瑶浴体验店276家，年收入1000万元。

六盘水，积极推进“体育+”产业融合，扩大康养产业覆盖面。培育打造“凉都－夏季”马拉松赛、运动会、贵州省青少年冬季阳光体育大会等赛事活动，据不完全统计，2021年，3个滑雪场接待游客14.13万余人次、实现直接收入3156万元。

毕节地区，围绕山地户外资源，大力促进体育与健康、旅游的融合发展，打造“运动休闲小镇”等体育康养产业基地，“十三五”期间，共举办赛事活动1000余次，参与队伍1.2万余支，直接参与人数145万余人次。

兴仁市，依托“中国薏仁米之乡”中药材资源优势，以特色农业产品为依托，传递长寿文化、布依族文化、中草药养生文化，开展食药康养及休闲康养。中药材种植面积约35万亩，年产量7.57万吨，产值约5亿元。

4. 贵州康养产业主体不断培育壮大

随着贵州省康养产业的迅速发展，涌现出了一批优秀的康养企业。例如：毕节市推进百里杜鹃阳光大地集团公司、百里杜鹃恒邦天府公司、越秀集团等投资建设康养重大项目。六盘水通过体育旅游康养赛事活动培育了梅花山文体公司、贵州跃峰体育产业发展有限公司。黔南州培育了吉林幸福里养老服务有限责任公司、国投健康（贵州）养老服务有限公司、柯瑞康养、平塘顺百年等专业化养老服务企业，这些企业为老人们提供生活照料、医疗康复、精神慰藉等全方位养老服务。黔西南引进海福祥连锁企业、上海和佑、景地康联等国内知名企业入驻发展养老产业。兴仁市培育了中药材生产加工企业17家，初加工小作坊400余家。

5. 康养产业项目建设力度持续增强

政府和企业在加大投入和推动创新方面表现积极，助推康养产业的发展和壮大。各大企业进入康养产业领域，投入大量资金和人力资源，开展康养项目建设。例如：

黔西南2020年以来，争取中央预算内投资1.57亿元支持了贞丰县老年养护院等一批县级养老机构、社区养老服务中心等项目建设。2021

年，黔西南州康养产业招商引资到位资金38亿元。2022年争取省级产业发展资金410万元。

遵义2021年实施大健康产业项目共249个，总投资达1238.83亿元，目前已建成110个，正在建设108个，规划拟建31个。

毕节2022年，发力推进相关公司投资178.98亿元，打造以“医、养、游、文、农、林、教”为一体的复合型大康养旅游度假区，生态居住、健康养老、温泉养生、旅游度假、文化体验、生态农业、乡村振兴等多业态于一体的国际一流生态休闲康养小镇等。

黔南2020年以来，全州共落地招商引资康养产业项目26个，到位投资总额56.47亿元。

铜仁市在2022年，省级平台招商引资推介项目5个，总投资31.19亿元。

### （二）贵州省大健康产业发展现状及问题分析

#### 1. 大健康产业发展现状

发展机制逐步健全。大健康产业发展政策和支持措施相继出台，大健康产业的政策支持体系不断健全，大健康产业行业规范与标准体系逐步构建，大健康产业立体融合发展的机制与路径得到有效探索，基本形成“政府主导、部门主管、企业主力、市场主体”的产业发展格局。

发展态势稳步上升。在“十三五”期间，贵州大健康产业实现增加值1382.79亿元，年均增长15%；有19家上市企业，其中年产值超1亿元的企业83家，超10亿元的企业6家，超20亿元的企业2家，超30亿的企业1家；总体上呈现出发展提速、供给提质、贡献提高、带动提升的发展态势。

跨界融合成效初显。贵州省依托独特的生态、康养与旅游资源，推进大健康与大生态、大旅游、大数据深度融合，推动康复疗养、运动健身、健康管理、山地旅游、养生养老与大健康产业深度对接，初步形成医养、康养、康旅、体医等多元融合发展新路径；成功申报并全力推进遵义桃花江国家级健康旅游发展示范基地。

发展环境不断优化。贵州省政府先后出台了大健康产业、健康医药发展相关规划，以及服务业创新发展十大工程实施意见；成立了以省长任组长、相关省领导任副组长的服务业创新发展十大工程领导小组,推进大健康、养老、旅游等服务规划和政策措施;从体制机制上不断释放大健康产业市场活力,全方位推进大健康产业发展。

科技创新持续提升。省内外医疗机构、科研单位和企业跨界联合开展产学研协同创新工作,组织实施一批重大科技专项攻关工程、建成国家苗药工程技术研究中心;引进国药集团、泰康等一批国内医药制造业百强企业和大健康产业领军企业,培育一批龙头骨干企业(机构);实施高端人才引进计划、专业技术人员离岗创业和产学研协同创新等政策,为大健康产业的发展提供了强有力的人才保障和智力支持。

2. 养老产业发展现状

贵州省委、省政府高度重视老龄事业和养老服务体系发展。在"十三五"期间,全省深入贯彻落实党中央、国务院和省委、省政府决策部署,老龄事业发展和养老服务体系建设取得了明显成效。

一是涉老政策支撑体系不断健全。贵州省将应对人口老龄化国家战略纳入贵州省国民经济和社会发展重要内容,出台了一系列促进贵州省老龄事业和养老服务体系发展的法律法规、规章制度和政策措施,基本形成了党政齐抓共管的格局。

二是社会保障制度基本建立。企业职工基本养老保险实现省级统筹,城乡居民基本养老保险制度不断完善规范,企业退休人员基本养老金、城乡居民基本养老保险基础养老金稳步提高。全省 65.26 万经济困难老年人纳入低保,实现"应保尽保"。全省基本医疗保险参保覆盖率稳定在 95%以上。

三是养老服务能力不断提升。兜底性养老服务持续改善,特困供养机构供养服务实现所有乡镇全覆盖,特困老年人实现"愿住尽住"。普惠养老服务积极推进,养老床位达 20 万张,比 2015 年增长 28%;护理型床位达 2.5 万张。养老服务市场全面放开,公建民营养老服务机构达 217 家,民建民营养老服务机构达 126 家。

四是老年健康支撑体系逐步完善。贵州省基本建立"预防、治疗、照护"三位一体的老年健康服务模式,65 岁及以上老年人在基层医疗卫生机构免费获得健康管理服务。老年医学科建设从无到有,全省 1/4 的二级及以上综合性医院设立了老年医学科。医养结合服务机构实现县级全覆盖,床位总数达到 2.1 万张。

五是老年友好型社会建设稳步推进。贵州省实施了老年人居家适老化改造,推动了全国示范性老年友好型社区创建。建成老年大学省市县乡村五级办学网络,实现了县级以上老年体育活动中心全覆盖。

六是老年人权益得到有力保障。贵州省颁布实施《贵州省老年人权益保障条例》《贵州省老年人优待办法》等系列法规政策文件;建立了省市县乡四级老年人法律援助中心(站),县级老年法律援助覆盖率达100%。

在"十四五"时期,全省老龄事业发展和养老服务体系建设迎来高质量发展的重大机遇。党中央把积极应对人口老龄化上升为国家战略,为发展建设提供了根本遵循和行动指南。《国务院关于支持贵州在新时代西部大开发上闯新路的意见》(国发〔2022〕2号),赋予了贵州勇敢闯、大胆试、破难题的政策机遇。省委、省政府把积极应对人口老龄化纳入"十四五"国民经济和社会发展的重要内容。同时也要看到,全省人口老龄化形势日益严峻,老年人口比例持续上升,人口老龄化增速明显,高龄化现象逐渐凸显,老年人口抚养比进一步加大。老龄事业和养老服务体系还存在发展不足、质量不高等问题,主要体现在农村养老服务水平不高、居家社区养老和优质普惠服务供给不足、优质医疗资源分布不均、专业人才特别是护理人员短缺、养老事业产业协同发展尚需提升、老年友好型社会建设有待加强等方面,建设与人口老龄化进程相适应的老龄事业和养老服务体系日益重要和紧迫,任务艰巨。

3. 主要问题及挑战

(1)省际发展竞争压力加大

在广阔市场前景的激励下,国内不少省份先后将大健康产业作为战略性新兴产业优先发展,以北京为代表的中部地区侧重于技术研发和成果转化,以上海为代表的东部地区聚焦于全球化资源整合,以成都为代表的中西部地区产业政策发布频繁,西北部地区政府引导基金快速发力,长三角、环渤海和粤港澳三大集聚区人才流动各成形态。贵州省大健康产业起步晚、基础弱、政策不集中,发展大健康市场前景光明但竞争日益激烈。

(2)事业产业融合亟待加快

大健康产业涉及三次产业,健康产业覆盖面广、产业构成复杂、涉及部门和主体众多,贵州省健康产业配套政策出现"断层""分散",缺乏系统性的设计，没有形成相辅相成的合力。大力发展健康产业，必须科学界定、清晰把握健康产业的范围与边界，处理好健康产业与医疗卫生、养老托育、体育运动、文化教育、基础设施保障等事业发展关系，以发展健康事业筑牢健康产业发展根基，以发展健康产业提升健康事业质效。

（3）科技人才金融支撑不足

健康产业技术基础薄弱，高新技术缺乏，关键共性技术研究投入不够；企业、高校与科研院所三者间产学研合作不紧密；严重缺乏产业项目规划、营销、服务等产业人才和各类科技人才，育人育才环境缺乏系统性和科学规划。政府、银行和企业三方合作不够深入，符合健康产业特点的金融产品和服务缺乏，社会资本引进和利用不合理。

（4）市场主体培育相对滞后

在经济社会高质量发展的重要时期，满足全生命周期、全人群健康需求的健康养老、健康运动、健康旅游、健康管理、健康食品、健康医药及预防保健、健康护理和“托幼”的婴幼儿照护等相关产业发展短板逐渐暴露，以“散小弱”为主，总量不足、质量不高，活力未得到激发，产业跨界融合的广度和深度不够，新产业、新业态培育不足，为贵州省健康产业满足健康需求升级带来巨大挑战，也将面临更加严峻的新考验。

## 三、贵州“老龄工作”会议下康养产业发展调研

为贯彻落实省长在2022年7月7日全省老龄工作会议上的指示精神，推动贵州省健康产业发展，2022年7月至8月，由省人民政府发展研究中心冯文岗同志带队，省发展和改革委员会、贵阳康养职业大学等联合调研组一行7人就贵州省各市、县（区）康养产业发展情况进行了专项调研。

### （一）调研基本情况

本次调研实地走访考察了桐梓县、三穗县、毕节市、六盘水市、兴仁市、盘州市康养产业发展的典型示范点，在各地分别召开了由相关部门和有关企业参加的座谈会。铜仁市、遵义市、安顺市、黔南州、黔西南州、黔东南州发改局提供了相关康养产业发展情况报告。

（二）调研结果

1. 各地主要亮点及做法

（1）贵阳市依托区位优势，全面发展“温泉、旅游、体育、森林+康养”产业

贵阳市围绕温泉旅游康养、乡村旅游康养、体育旅游康养、森林旅游康养四种类型发展康养产业。主要做法如下：

一是利用丰富的温泉资源，提升改造息烽温泉、白马峪温泉、黔贵六广温泉等传统温泉景区；推动“温泉+”多产业融合发展，打造一批集休闲娱乐、康养保健、商务活动等于一体的高品质“温泉商圈”。全市共有温泉资源点75处，主要分布在息烽、乌当、开阳、修文等区县。目前，全市现有投入运营的温泉项目11个（乐湾温泉、保利温泉、万象温泉、贵御温泉、朵芳阁温泉、六广温泉、息烽温泉疗养院、南山驿站温泉、四季贵州山地温泉康养水世界、白马峪温泉、枫叶谷温泉），在建温泉项目2个（修文阳明文化园温泉康养旅游度假中心、息烽南山·天沐温泉项目），国家AAAA级旅游景区6个（乐湾温泉、保利温泉、万象温泉、贵御温泉、六广温泉、白马峪温泉）。

二是推进乡村旅游重点村、乡村旅游质量等级评定工作，新开发建设一批中高端精品农庄、休闲牧场、农业观光园等观光休闲农业项目，打造花溪溪南十锦、乌当泉城五韵、修文桃源八寨、开阳十里画廊、清镇国家农业公园等一批乡村旅游示范带。全市开展乡村旅游村寨数136个，乡村旅游经营户3114户，直接从业人数2.33万人，带动低收入人群6000余人。

三是以创建全国体育旅游示范区为契机，依托桃源河、南江大峡谷、猴耳天坑等资源，大力发展攀岩、探洞、滑翔伞、山地骑行、极限运动、泵道运动等时尚体育旅游项目。开阳县、清镇市获评省级体育旅游示范县，四季贵州、南江大峡谷、猴耳天坑、香纸沟、枫叶谷、吉源汽车小镇获评省级城镇体育旅游示范基地，清镇麦格乡索桥红军渡、修文六屯镇红色户外研学基地获评省级红色文化体育旅游示范点。

四是大力发展森林旅游，完善提升长坡岭、鹿冲关、登高云山等森林公园基础设施，深度开发休闲度假类旅游产品。全市现有森林康养基地12个，其中，国家级2个（桃源河景区国家森林康养基地、开阳县水东乡

舍国家森林康养基地），省级9个（贵州景阳森林康养试点基地、贵州白云初垦庄园森林康养试点基地、息烽南山温泉森林康养试点基地、息烽温泉森林康养试点基地、贵阳花溪青钱柳森林康养试点基地、开阳南龙森林康养试点基地、贵阳永乐湖森林康养试点基地、贵安新区松柏山森林康养试点基地、清镇市红枫湖畔森林康养试点基地），中国林业产业联合会评级1个（贵州贵安新区云漫湖国家森林康养基地）。

（2）遵义市依托"黔川渝结合部"区位优势，发展"医疗+康养"产业

遵义市共有医疗康养机构总数226个，设立老年病科的三级综合医院2家，开展医养结合的试点机构5个（遵义康复医院、遵义市一鑫老年护养院、赤水正康老年护养院、凤冈县医疗养老服务中心、汇川区板桥镇中心卫生院），医养结合机构人员数270人，总床位总数836张。遵义市通过立规划、作布局、定政策、引项目有序开展医疗康养产业发展。主要做法如下：

一是建立工作机制，注重氛围营造。遵义市成立医养结合工作领导小组，建立黔川渝结合部"医疗康养中心"联席会议制度，以汇川区、红花岗区、湄潭县、新蒲新区为医养结合工作试点单位，大力开展医养结合探索。

二是突出项目引领，强化示范带动效应。围绕黔川渝结合部医疗康养中心发展规划，形成了以遵义益养苑康养中心、桃溪寺年养护楼、汇川区健乐养护院、板桥镇养老服务中心、红花岗区彩虹养老院、海尔大道日间照料中心等为代表的各类养老服务机构设施。2020年桐梓兴茂康养旅游度假区项目获健康养老小镇，丹霞溪谷河谷康养示范基地项目获养老产业聚集区。

（3）毕节市依托"两气"等资源优势，发展"体旅、花旅、温泉、中医药+康养"产业

毕节市依托空气、天气"两气"资源优势以及红色、民族文化资源特色，打造以"医、养、游、文、农、林、教"为一体的复合型康养胜地。主要做法如下：

一是以户外运动休闲业为重点，围绕山地户外资源，大力促进体育与健康、旅游的融合发展。毕节市打造金沙县"象棋小镇"、织金县"射弩小镇"、威宁县"运动休闲小镇"等体育产业基地。毕节市拥有毕节冷水河溯溪赛道、毕节金沙后山健身步道、百里杜鹃自行车和休闲徒步精

品线路。毕节市连续举办金沙亚洲山地竞速挑战赛、杜鹃花节国际山地自行车邀请赛等,连续举办第 21 ~ 24 届中国贵州杜鹃花节全国围棋邀请赛、中国·源村“山水田园杯”全国象棋公开赛”。二是坚持“产业景观化、景观经济化”,全域推进杜鹃花商品化发展,建成投运以人工培育花卉为主要景观的国家 3A 级旅游景区 2 个,花卉基地 2 个,年产以高山冷凉杜鹃为主的商品花卉 240 余万株。

三是做强温泉产业。目前全市建成温泉 5 处,分别为金沙县桂花安底温泉、赫章县九股水温泉、百里杜鹃花舍锶锂温泉酒店、初水花源温泉酒店和濯缨谷“福”泉。其中,百里杜鹃有温泉汤位泡池 1000 余个,彝山花谷温泉集聚区已初步形成。

四是创建医养结合服务试点。毕节市创建集基本公共卫生服务、医疗、康复等于一体的医养结合服务单位,把老年人健康医疗服务放在首要位置,将养老机构和医院的功能相结合,把生活照料和康复关怀融为一体,积极开展医养结合、居家上门医疗养老服务工作。截至目前,全市共有基层医疗卫生机构医养结合服务试点 18 家,省级医养结合服务示范单位 7 家,安宁疗护试点 4 家。特别是建成百里杜鹃管理区中医院(中草药医养中心),积极探索推进中医“医养结合”新模式,整合中医药产业和自然旅游生态资源,打造集中医医疗、旅游康养于一体的中草药医养中心。

(4)黔南州紧扣“人口老龄化”趋势,加快推进“养老服务业”融合发展

黔南州人民政府出台了《黔南州加快推进养老服务业融合发展实施方案》,按照突出养老服务公益性,扩大普惠养老服务供给,以招商引资为着力点,以养老产业综合体建设为支撑,养老事业和养老产业协同,有序推进康养产业融合发展,打造“绿博黔南·康养之州”品牌。主要做法如下:

一是机构建设。全州现有各类养老机构 109 个,其中农村敬老院 77 个、社会福利院 3 个、老年养护楼(院)13 个、老年公寓 4 个、民办养老机构 12 个。规划床位 22454 张,每千名老年人拥有床位 38.34 张(全省第二),建设床位 10506 张(全省第四),使用床位 3780 张,床位使用率 35.98%(全省第五),护理型床位 3896 张(全省第三),护理型床位占比 37.08%(全省第三)。

二是机构运营。在运营机构 69 家,其中公建公营 13 个、公建民营

46个、民建民营10个，市场运营养老床位数占比总床位数达78.56%。入住老年人2861人，其中特困供养2292人。全州引进、培育了吉林幸福里养老服务有限责任公司、国投健康（贵州）养老服务有限公司、柯瑞康养、平塘顺百年等专业化养老服务企业11家，为老人们提供生活照料、医疗康复、精神慰藉等全方位养老服务。

三是项目建设。目前全州有各类养老服务在建项目17个，其中养老机构14个、居家和社区养老服务设施网络建设项目3个。2022年以来，共争取地方专债、中央预算内、福彩公益金等项目9个，共争取资金1.78亿元。其中新建项目5个、改（扩）建或者提质改造项目4个。按照年度工作推进计划，年内打造县、乡镇（街道）、村（社区）"三级五类"示范点60个，已完成示范项目点确定，完成提质改造20个，中央预算内等资金提质改造6个，申报世行项目提质改造30个，纳入福彩公益金补助4个，目前待世行项目评审完成后组织实施。

四是大力促进养老服务与文化、旅游、餐饮、体育、家政、教育、健康等行业融合发展，创新和丰富养老服务产业新模式与新业态，为老年人提供多样化、多层次的产品和服务。将区域性居家和社区养老服务设施、机构养老服务、医疗卫生服务、家政服务、志愿服务等资源整合，为老年人提供紧急呼叫、家政预约、健康咨询、物品代购、服务缴费等线上信息化、线下实体化养老服务，满足老年人多元化、个性化健康养老等服务需求。

（5）黔西南州依托资源禀赋，发展"体旅、文旅、医疗+康养"产业

黔西南州利用资源禀赋，持续开发全州康养、旅养、医养等跨行业、跨区域康养项目。主要做法如下：

一是推动"康养+体育旅游"融合发展。黔西南州充分利用山地资源，围绕攀岩、自行车、马拉松、徒步、越野跑等本地特色山地户外运动资源支持企业、俱乐部、运动协会联合申办国际国内品牌赛事和职业联赛，成功举办五届国际山地旅游暨户外运动大会，打造了万峰湖野钓基地、安龙笃山攀岩基地等十大户外运动基地，并举办十大户外运动赛事，承办全国棒垒球锦标赛等精品赛事，培育创建黔西南垂钓、滑翔伞2条体育黄金线路，鼓励和引导开发体育旅游产品，经营体育旅游线路，开展体育活动。兴义万峰林生态体育公园景区获评国家体育旅游示范基地，义龙云屯生态体育公园景区、义龙山地旅游运动休闲博览园被授予"城镇体育旅游示范基地"称号，晴隆24道拐景区、晴隆阿妹戚托小

镇景区被授予“景区体育旅游示范基地”称号。

二是加快“康养+文旅”融合发展。黔西南州建成纳具和园康养小镇、景地康联康养中心、新松国际康养城、天下布依、云屯国家森林康养基地等一批中高端康养项目,兴仁“薏品田园”食药康养旅游小镇、普安森林温泉景区、安龙石斛养生小镇等一批休闲养生旅游项目;推出楼纳村、必克村、鲤鱼村等125个精品旅游村寨;兴义上纳灰村、兴仁鲤鱼村等5个村入选全国第一批乡村旅游重点村;构建与全州特色文化旅游相契合的高端康养产业体系,形成集户外休闲、民俗展演、观光等于一体的旅养融合发展综合体,有效带动了住宿、餐饮等产业发展。

三是探索构建“康养+医疗”新模式。黔西南州以实施全国第五批居家和社区养老服务改革试点、抢抓新国发2号文件等机遇,立足全州养老和医疗资源体系,因地制宜创建养老机构“医养一体、两院(医院、养老院)融合”模式,推进老龄康养、谋划医疗卫生服务发展等项目。2021年底,全州74个养老机构床位4691张,其中护理床位1661张。目前,全州已建成省级医养结合示范单位5个,省级基层医疗机构医养结合服务试点12个,智慧健康养老服务试点4个,安宁疗护试点1个。各县(市)均明确1家县级医疗机构作为养老服务的支持机构,63家基层医疗卫生机构与就近的社区养老机构、日间照料中心签订医养合作协议。全州组建3个城市医疗集团,促进优质医疗资源下沉,“群众有地方看病、看得好病、有政策保障看得起病”进一步巩固。2022年,全州谋划县级医院提质扩能、妇幼保健提质等医疗卫生服务项目207个,谋划健康养老、健康管理等大健康产业重点招商项目18个。

(6)六盘水市围绕“康养胜地·中国凉都”品牌优势,培育发展“旅游、森林、体育+康养”产业

六盘水城市将营销“康养胜地·中国凉都”作为城市形象,荣获“中国十佳避暑旅游城市”“全球避暑名城”等荣誉。主要做法如下:

一是丰富旅游产品体系、增强旅游品牌效益。六盘水被评为A级旅游景区54个,“野玉海山地旅游度假区”成功创建国家级旅游度假区;妥乐古银杏、野玉海、韭菜坪、梅花山等38个重点景区(重大项目)分别建成并投入运营;拥有玉舍雪山滑雪场、梅花山国际滑雪场、盘州乌蒙滑雪场,打响“南国冰雪城”的品牌。六盘水被评为省级乡村旅游重点镇3个,评定市级乡村旅游经营单位104家,评定县级乡村旅游经营单位95家。

二是通过“体育+”产业融合，扩大康养产业覆盖面。六盘水培育体育市场主体，如通过凉都·夏季马拉松赛、六盘水市第二届运动会、贵州省青少年冬季阳光体育大会等赛事活动，梅花山文体公司、贵州跃峰体育产业发展有限公司等体育企业得到成长。2022年8月，全市共有注册体育个体经营户111户，产业总产出超过22亿元。全市建成8个体育公园，建成3个高山滑雪场、七彩蜗牛、318浪哨缘等5个汽车露营基地和942公里健身步道；持续成功举办牂牁江滑翔伞邀请赛、“南国冰雪城·贵州六盘水”冬季滑雪系列活动等山地户外运动，2021至2022年，3个滑雪场接待游客14.13万余人次、实现直接收入3156万元。

三是依托丰富的森林资源以“大生态+森林康养”为目标，发展森林康养。截至目前，全市共有森林康养（试点）基地6家，其中1个国家级森林康养基地（六盘水娘娘山国家森林康养基地）、4个省级森林康养试点基地（水城区野玉海森林康养试点基地、六盘水凉都高原比女街森林康养试点基地、盘州大洞竹海森林康养试点基地、盘州妥乐古银杏森林康养试点基地）、1个中产联授牌森林康养基地（水城区杨梅国有林场康养基地）。全市发展康养林32180.94亩，建设森林康养步道79.3公里，森林浴场3个，健康管理中心2个。全市先后共创建省级森林城市3个，省级森林乡镇19个、森林村寨70个、森林人家672个；2022年上半年，全市森林康养（试点）基地接待人数共36.62万人次，基地累计收入806.6万元，提供就业岗位894个。

（7）铜仁市深化“养老服务”改革，构建“老年康养”新模式

铜仁以健康养老基地（健康养老小镇、养老产业集聚区）、公建民营养老机构（设施）等为产业载体的引领性项目，深化养老服务改革，推进康养产业高质量发展。具体做法如下：

一是加强智慧养老平台建设。梵云集团在碧江区、万山区建设5个智慧社区可以为社区居家老人提供定期上门服务，为失能、独居、空巢老年人提供智能手环、拐杖等穿戴设备，提供紧急呼叫、家政服务、健康咨询、心灵慰藉、用餐服务、电子围墙等各种养老服务需求。2019至2021年，铜仁市打造了80个社区养老服务安置点。

二是整合养老资源，推进区域性养老机构建设。铜仁市对全市170多家养老机构进行资源整合，确保每个县至少建有一所以失能照护为主的县级敬老院，优先满足失能特困人员的照护需求，在玉屏、万山、碧江、松桃、德江等地打造5个失能照护机构。石阡县采取成立公司的形

式，对全县的养老机构实行人财物统一管理，统一配送食品等，极大地提高了管理效率。

三是提升养老服务质量。铜仁市将敬老院、日间照料中心等公办养老机构日常运营管理委托第三方，采取租赁、合作、联营等方式，在满足由民政兜底特困人员集中供养需求的前提下，盘活富余床位资源，满足老年人的不同层次服务需求。通过加大政府财政投入、完善养老服务设施、提升医养结合能力、扩大社会力量参与、发挥家庭基础作用、坚持个人合理负担等方式，探索建立保障全体老年人基本生活、基本照护、基本权益的基本养老服务制度。

（8）黔东南州依托“中医中药材”优势，发展“中医药＋康养”产业

黔东南州于2017年9月成功列入首批国家级15个中医药健康旅游示范区创建单位，也是贵州省唯一入选单位。黔东南州着力培育发展大健康新医药产业和中医特色医养结合机构。主要做法如下：

一是州相关部门和各县市围绕康养、医养深度融合，持续开展了中药材种植基地、康复医院、民族医药挖掘和应用等系列工作。

二是瑶浴康养进一步推广。为发挥“从江瑶浴”这一“国家非物质文化遗产”的品牌效应，黔东南州积极推进从江瑶浴产业发展，争取贵州博士协会到从江设立从江博士工作站，为从江瑶浴产业提供人才支持。黔东南州大力扶持从江本土瑶浴产品生产加工企业发展。

三是医养结合机构进一步完善。黔东南州支持三穗县创建全国医养结合示范县创建工作，支持榕江、剑河、丹寨等县创建全省医养结合示范县创建工作，推进凯里市中医医院、三穗县中医院、榕江县中医院开展省级医养结合试点医院建设；推进锦屏县中医医院、三穗县老年养护院、黄平县重安镇中心敬老院医养结合试点单位的建设；推进施秉县、剑河县、榕江县、雷山县医养结合示范点的建设。

（9）安顺市依托“康养福地·瀑乡安顺”自然资源优势，推动“全域旅游”与康养产业高度融合发展

安顺市依靠得天独厚的旅游资源和优良的气候条件，不断完善设施建设、丰富产品形式、培育特色项目，全市健康旅游产业呈现规模扩大、转型加快、品牌彰显、活力增强的良好态势。主要做法如下：

一是依托安顺市山地、森林、瀑布、温泉等独特的生态资源，完善“吃、住、行、游、购、娱”六大旅游要素设施，打造精品化、高端化的健康生态旅游服务体系。安顺市开发景区森林浴、天然氧吧、温泉疗养、康养

民宿酒店，打造精品健康生态旅游胜地，建成了屯堡文化休闲度假区、九龙山国家森林公园、邢江河乡村旅游休闲度假区、关岭木城丽水、九仙洞天、开发区十里荷廊等景区。

二是依托安顺市独特的山地地形地貌和水体资源优势，以山地越野、山地自行车、攀岩、露营、漂流、户外探险等为重点，发展具备安顺特色的健康运动旅游服务体系。安顺建设坝陵河大桥国际跳伞赛基地、紫云格凸攀岩运动休闲训练基地、虹山湖健身步道、环屯堡自行车道、狮子山等城市山体公园，打造一批徒步、漂流、露营等健康休闲旅游新项目，持续举办跳伞、攀岩、马拉松、自行车骑行、黄果树飞行大会、黄果树啤酒节、“龙卷风”杯中国汽车漂移锦标赛新星赛贵州普定站等赛事、节庆活动，丰富健康运动旅游产品业态。

三是依托药食两用型药材，发展休闲旅游康养农业。依托“贵州百灵”建成了镇宁县中药材扶贫产业示范园区，成为贵州省最大的现代化种子种苗繁育基地之一。西秀区建成年产5000万株白芨苗的工厂化组培育苗基地，林药结合、花药结合的立体种植生态药园，与大屯堡文化区相映契合，成为全域旅游发展的新业态。中药材累计种植面积达80万亩，产值达22.5亿元。“关岭桔梗”已获国家市场监督管理总局地理标志实施保护。

（10）盘州市依托“气候资源”优势，发展“旅游＋康养”产业

盘州先后被评为“中国最佳适宜居住城市”“中国最佳生态养生目的地”。现立足气候资源优势，充分挖掘温泉、森林、山地优势资源，大力发展休闲避暑、温泉度假、健康养生等旅游新业态。主要做法如下：

一是发展“温泉＋康养”。盘州市现已开发盘州市胜境温泉、娘娘山温泉两处温泉，正在开发妥乐古银杏景区鲁番温泉，谋划新民温泉综合体、哒啦仙谷养生谷综合体、哒啦仙谷百花溪温泉、大洞竹海森林康养中心等康养项目。

二是发展“森林＋康养”。截至目前，盘州市取得省级森林康养试点基地3个，分别为妥乐古银杏、娘娘山和大洞竹海景区。

三是依托山地，发展“体育＋康养”。盘州市充分挖掘山地户外运动资源，发展冰雪、山地户外、航空、水上、马拉松、自行车、汽车摩托车等户外运动项目，建设完善相关设施，拓展体育旅游产品和大健康旅游服务供给。目前，生态体育公园有2个；省体育局授牌的基地有“贵州省山地户外运动基地”、“贵州省徒步运动基地”、“贵州省滑雪、滑草运

动基地”、“贵州省冬季运动基地”、“贵州省低空跳伞运动基地”、“贵州省滑翔运动基地”、“天羲轩七彩蜗牛房车露营基地(乌蒙大草原)房车露营基地”贵州省“十佳体育旅游模范县”;国家体育总局社会体育文化发展中心授予“盘州市乌蒙镇2019体育旅游精品目的地”“盘州市乌蒙镇2020年中国体育旅游十佳目的地”;2021年成功申报乌蒙大草原景区体育旅游示范基地。

(11)兴仁市依托“中国薏仁米之乡”中药材资源优势,发展“中医药+康养”产业

兴仁市以《黄帝内经》“治未病”为理念,通过挖掘、整理、融合等方式将苗医、蒙医、藏医等56个民族医药文化融会贯通,创建涵盖人体各器官、脏器、癔症等72个品类范畴的5184种治疗方法的中华生态疗法;依托中华生态疗法服务,涵盖养生、养老、药膳、慢性病、亚健康等方面的中医药治疗体系,提升中医药的服务质量。兴仁市拥有“长寿之乡”“中国薏仁米之乡”品牌声誉。主要做法如下:

一是建设中药材种植基地和中药材加工企业。兴仁市已建设中药材种植基地23个,种植面积约35万亩,药材种类有薏仁米、何首乌、连翘等20余种,中药材生产加工企业17家,特别是薏仁米已形成了一条从种植、初加工、精深加工到企业主导产品销售的完整产业链。2022年引导4家企业申报项目4个,申报资金534.5万元。

二是依托特色中药材和中医文化,建成“兴仁市长寿康养园”,传递长寿文化、布依族文化、中草药养生文化,实现经济发展。

三是依托兴仁市“中国薏仁米之乡”的品牌效应,充分发挥薏品田园近郊地区及薏仁米种植示范基地优势,打造“薏品田园食药康养旅游小镇”,同时申报为国家AAA级旅游景区,积极宣传引导引入外地旅游游客进入景区,开展食药康养及休闲康养,拉动康养产值创收。

(12)桐梓县依托“凉资源”发展避暑康养“热产业”

桐梓县依托夏凉气候优势和邻近重庆的交通区位优势,突出“休闲避暑,生态旅游”两大主题,着力加强基础建设、完善配套设施,形成了以避暑为特色的康养产业。调研点九坝镇山堡社区每年避暑高峰期有近5万人前来避暑纳凉。主要做法如下:

一是推动“旅居+养老+房地产”融合化、集群化发展。桐梓县以乡村旅游、休闲度假基础设施建设为依托,以狮溪柏芷山、枕泉翠谷、杉坪田园综合体等康养项目为重点,推动康养产业与旅游、养老、房地产业

融合发展。此外，还通过乡村旅游示范点打造及“云上九坝康养小镇”等康养社区建设，推进产业集聚化发展。截至目前，全县建成省级旅游度假区1个、省级乡村旅游重点村4个。

二是扩大供给，努力提升康养服务水平。针对康养产业的基础设施建设、客源市场拓展和医疗服务支撑等重点和痛点，桐梓实施乡村旅游提档升级不断改善基础设施建设，推动成立“渝南黔北区域旅游发展联盟”拓展客源市场，引进华西医科大学附属医生集团提升医疗服务水平。截至目前，桐梓县建成度假康养酒店9家、民宿2201家、客房4.61万间、床位数超过11万张，为“家居式”“旅居式”“候鸟式”康养产业发展提供了支撑。

（13）三穗县创新“医养结合”，打造高标准养老产业

三穗县按照“医、养、康、托”理念，依托县中医医院（黔东南州首家三级医院）的诊疗设施，建立功能内嵌型医养结合的黔东（三穗）医疗健康养老服务中心，创新“公建公营”的模式，促进了“医”和“养”融合发展。中心先后被评为“首批老龄健康医养结合远程协调服务事业机构”“省级医养结合服务示范单位”“贵州省以苗医药为主的民族医药发展示范基地”等荣誉称号。主要做法如下：

一是深度融合“医”和“养”。中心设立了中医药特色的养老照护、老年病、老年康复、治未病（健康管理）等功能模块，配备了多种先进设备，不仅实现了诊疗服务和医养设施资源的共享利用，而且提高了养老人员就医的便利度。例如，中心能够在30分钟之内对心梗、脑梗等突发性疾病的养老人员进行紧急治疗。

二是创新“公建公营”模式。中心整合了民政康养中心、残疾人康养中心、军人疗养中心等康养配套项目和民政卫生等领域资金8000万元，避免了各自为政、分散发展的弊端，统一规划、一体建设、专业运营，不仅满足了民政兜底养老，也实现了社会化多层次养老需求。

三是高标准打造养老新模式。中心引进了多功能全自动洗澡机、护理机器人、法国鹰眼等先进的康养设备，全力开展“养老照护+康复服务+慢病管理+社工服务+智慧养老+生命救护”中医药医养结合模式，高起点、高标准打造具有民族特色的养老新模式。截至目前，医养中心共入住来自省内外老人120人，其中长期照顾失能、半失能老人70余名。

2. 实地调研中存在的问题

(1)行政部门之间政策壁垒破解难、康养资源整合难度大

康养产业涉及行业种类比较多,行业主管部门之间各自为政、信息和资源不共享,政策壁垒无法破解,导致康养资源的功能未能充分利用,整体效果不佳。例如,医院、卫生院、中医馆、卫生室、敬老院、福利院、乡村度假房、乡村旅游馆、乡村度假酒店、精品民宿、体育馆文化娱乐等康养设施闲置浪费程度比较高,未能发挥联动作用。主要有以下几方面:

一是现有的体制和机制是民政系统“管养老不医护”,而卫生医疗系统则是“管医疗不养老”,养老和医护不交叉,经费专列,专款专用,治病的“医保钱”只能花在医院,老年人在养老机构中就医费用则无法在医保报销。

二是目前养老机构由民政部门管理,医疗服务由卫健部门主管,医保支付政策由医保部门制定,由于制度、行政职能和资金分割等因素,各相关部门在实施医养结合时存在行业壁垒、职责交叉、业务交织等情况,难以做到目标一致,优势互补,协调统一。

(2)政策支持落地难、资金投入少

一是党中央,国务院高度重视养老的问题,从2013年起放开养老领域、允许社会资本进入,国家相应出台了有关养老用地、医养结合、金融支持、互联网+医疗健康等文件,但真正落到实处的太少。二是省级政策支持意见未出台,市级推进机制未建立,基地招商引资、项目推进、组织保障等都受到不同程度的制约。三是配套政策不完备,鼓励扶持政策不够具体,仍缺乏宽松的外部环境和可持续的政策扶持。

(3)服务配套设施落后,建设难度大

一是县城居住区养老服务设施短缺、服务项目单一,服务能力不足,机制不健全。二是生活基础设施无法满足需求,如供水、供电、供暖、道路、通讯、燃气、排污、垃圾处理、公交线路、环境卫生、住宿条件等,亟待进一步提升和完善。三是康养项目需配套相应的旅游基础配套设施建设不完善。

(4)专业人才缺乏,服务质量难以提升

“医养结合”康养服务的范畴已扩大至保健诊疗、护理康复、安宁疗护、心理精神支持等各个方面,高质量的“医养结合”服务离不开高水

平的医疗康复及护理人才队伍。一是"医养结合"康养产业中专业人才缺乏。特别是失能、半失能老人的护理要求比较高，而大多数康养机构采用线上指导，护理服务人员主要来源于通过社会培训机构于对本地40～50岁妇女进行简单培训上岗，服务水平低，服务质量差。二是能创新、懂经营、善管理的高层次健康产业专业人才严重缺乏，从业人员队伍整体素质不够高。三是康养业从业人员跨业流动性大，专业人才队伍不稳定，人才培养难以形成合力。四是康养机构与医疗机构未真正形成有效联动，医疗资源无法下沉至康养机构。

（5）产业融合度较低、产业集群尚未形成

一是康养产业体系不健全、链条偏短，养生、养老、医疗、医药、康体、药食材产业相互融合不足，大数据应用不足，养生、养老等产业内部各业态之间融合不足，尤其是医养方面融合难度较大，比如在养老服务机构中存在老年人的部分医疗费用不能纳入医疗报销的难题，影响养老机构与医疗机构有效融合。二是康养产业发展与第一、第二、第三产业融合发展程度不高，缺乏全产业链介入，对相关产业的辐射带动效果不够显著，康养产业资源优势尚未转化为产品优势和经济优势。

（6）康养产业用地保障存在难度

一是无论哪种业态均涉及耕地、林地用地问题，用地手续办理程序相对复杂。二是用地指标困难，由于基地规划范围内大部分为农用地，现有土地指标已无法满足基地建设需要，从而严重制约了基地项目的顺利推进。

（7）康养业态特色不突出

在挖掘气候、生态、医疗、食材等本地特色发展主题上用力还不足，效果不够凸显，在品牌的辨识度、市场的竞争力等方面相对处于弱势。很多地区对康养产业发展的认识还不够清晰，各种康养业态同时发展，没有特色鲜明、独一无二的业态。

（8）"康养+"企业的主体作用弱

康养产业龙头企业缺乏，且普遍弱、小、散，未形成规模效益，"康养+旅游"方面，大多以提供餐饮、住宿等劳动密集型服务为主，产业层次较低，服务内容单一，旅游产品开发不足，产业发展缺乏有效支撑，增长乏力。

（9）融资困难，缺乏社会资本参与

一是康养项目建设投入大，成本高，项目回收期长，导致项目招商引资难。二是目前社会对康养行业的认同度不高，收入水平不高，银行对康养产业缺乏信心，借贷困难。

3. 对策建议

（1）加强政策支持引领、有效推进资源、资金整合

一是建立政府牵头，民政、卫生健康、医保、编委、教育、文体广电、人力社保、发改、残联、财政、物价等部门联合办公机制，加强部门间沟通对接，制定合作协调机制，研究制定康养产业发展引导政策，出台有利于康养产业发展的土地、投资、税收、宣传等优惠政策；做好相应的统筹规范工作，明确产业规划，明晰康养产业发展定位和方向，有效解决各部门单位之间的利益问题。二是进一步明确补助方式和标准，促进更多的民营企业参与康养产业发展。三是加大卫生健康、文化旅游、康复养老专项资金投入力度，统筹森林公园、湿地公园、文化体育等建设金融合使用，拓宽康养旅居产业发展资金来源及投融资渠道，为康养项目建设提供有力的资金保障。四是建议开辟绿色通道，推动康养机构与医疗卫生机构实现双向转诊，形成有效联动。五是建议省出台贵州省康养专项规划，进一步摸清产业发展现状，厘清资源优势，强化康养规划与三区三线等控制性规划的有效衔接，为今后一段时期康养产业发展找准方向、明确路径，为康养项目落地实施提供坚强保障。

（2）完善基础设施

全省按照"产业引领、项目带动、错位发展、功能复合"的原则，推进康养产业集群建设；全面完善通村通组公路、集镇供水工程、"户户用电稳定、处处网络畅通"工程、医疗卫生、污水垃圾处理等配套设施，完善景区周边、交通沿线吃、住、娱、购等基础设施。

（3）强化人才队伍建设

一是强化人才引进，针对国内知名医疗机构的退休医技人员在康养中心再就业的人员，制定住房保障、免费康养、带薪康养等政策，抓实抓细康养人才引进工作。二是大力实施人才强旅战略，制定实施康养产业人才规划，将康养产业人才队伍建设纳入各级人才队伍建设规划，完善吸引康养产业人才的政策环境，为人才跨地区、跨行业、跨体制流动提供便利条件，探索人才双向流动机制，允许鼓励双向兼职。三是加强康养产业人才培养基地建设，各康养产业机构加强与贵州大学、贵阳康养职业大学等开展长期合作，推动康养人才队伍建设。四是政府层面出台

更多扶持养老服务发展政策，配备县乡各级医养结合人才编制，苗医药执业准入规范等，结合乡村振兴，重点打造县乡村老年健康服务体系。

（4）强化康养不同业态产业融合

一是加强康养产业和养老融合发展。贵州省依托系统化、规范化的“康”“疗”“养”新兴业态，打造康体养生养老工程、养生养老公寓、养生养老服务体系、养生养老乡村等，构建健康养老、健康旅居模式。二是加强森林康养发展。贵州省鼓励支持现有的森林康养（试点）基地，采用“景区 + 标准化 + 康养业态”模式，重点完善旅游交通、综合服务、环卫设施、旅游安全、智慧旅游等公共服务配套设施，适度适时发展森林康养业态，增加森林康养设施，实现各类森林资源价值的最大化发挥，推动森林康养产业化、规范化发展。三是加强文旅融合。贵州省深入挖掘红色革命传统文化、少数民族文化、新兴文化产业，形成具有文化体验和文化消费力的精品旅游路线、节庆活动体验、休闲娱乐项目以及酒店民宿产品等。四是加强农旅融合。贵州省按照生态产业化、产业生态化和农旅一体化的思路，加强高效、生态、现代农业旅游植入和引导功能，带动农村地区经济的发展，拓宽农业与旅游业的产业链价值，彰显旅游扶贫成效。五是加强体旅融合。贵州省利用山地资源和气候优势，大力发展山地体育运动产品，积极举办或承办国际国内体育运动项目，吸引更多游客，增加旅游综合收入。

（5）培育本土企业，发挥企业主体作用

一是培育本土企业，发展省级及国家级龙头企业，以龙头企业带动发展。二是加大宣传和康养产业招商引资力度，引进知名企业和国外先进理念，增加康养产业投入，做大做强本土康养产业。

（6）建立新型康养服务模式，加强康养产业融合发展，打响“康养到贵州”品牌

近年来，健康中国提升为国家战略，人民健康被放在优先发展的战略位置，全面推进健康中国建设。省委、省政府紧紧围绕打造全国养老示范基地和国际一流康养目的地，扎实推进健康贵州行动，推动大健康产业跨越发展。省政府工作报告中提出要加快发展康养产业，重点发展避暑康养、医药康养、温泉康养、运动康养、旅居康养、森林康养六大产业，打造国内一流度假康养目的地，打响“康养到贵州”品牌。

①大力发展康养产业，推动贵州经济健康发展

随着贵州深入推进新型城镇化进程逐步加快，其养老、健康、养生等

内需潜力将进一步激发，有着广阔的市场发展前景。《贵州省国民经济和社会发展第十四个五年规划和二〇三五年远景目标纲要》和相关专项规划，科学布局，重点建设“一圈一城三区”，重点推进以贵阳为核心的黔中综合健康养生圈、都市绿色康养之城、贵州侗乡大健康产业示范区建设，支持遵义市创建全国体育旅游示范区、省级中医药康养服务综合示范区建设的康养产业布局。在贵阳、安顺、黔南、黔东南、铜仁等地重点发展民族制药、健康医药产业，加快推进贵阳—安顺医药康养产业基地、安顺现代中药与民族药产业基地、黔东南大健康医药产业基地的建设，示范引领全省康养产业发展。康养产业人才培养正向专业化、职业化发展，康养产业集聚区初步形成，成就明显，逐步形成层次分明、布局合理、多业融合的康养产业体系，中药与民族药产业集群。

②深度挖掘康养内需潜力，明晰康养产业发展顶层设计

贵州省以康养及其相关产业发展为契机，通过“康养+”“+康养”等发展模式，包含医养、食养、动养、怡养、天地养等多种形式，推进康养与养生、旅游、农业、文体、医疗、医药等产业融合创新发展，探索康养产业创新业态，从而重视康养及其相关产业行业拓展，明确康养产业以保证人的生命健康与高质量生存的核心目标，明晰其多行业融合创新发展的朝阳产业定位，满足人民群众多样化、多层次、全生命周期的健康需求，助推加快构建“一群三带”城镇空间格局，赋能国际一流山地旅游目的地和国内一流度假康养目的地建设。

③创新产学研一体机制，打造系列康养优势产业

统筹协调康养产业发展，研究解决康养产业发展的重大问题需联合知名康养企业、康养产业商会组织、高等院校，成立产学研用一体化的康养产业创新工作机制。这一机制将明确不同部门、不同领域、不同行业在康养产业中的定位和侧重点，明确康养产业发展的细分市场，推进养老、健康、养生、旅游、康体、休闲、研学等分行业的行业标准建设，发挥各方在产业政策探讨、康养产品生产销售、服务标准建设、康养技术扩散、文化形象宣传等功能，打造系列康养优势产业，探索形成独具特色的贵州康养产业发展新业态、新路径、新模式。

④构建智慧化康养产业示范项目，打响“康养到贵州”品牌

贵州省借助贵安新区这个全国乃至全球大数据发展的重要策源地和创新试验田，利用大数据、物联网、区块链等技术深化“康养+大数据”产业发展，以“健康”为轴，整合多层资源，打通大健康产业线上线下资

源，建设智慧化康养产业发展平台的优质示范项目，广泛而精准地挖掘康养市场的潜在有效客户，构建形成闭环的产业链条和企业管理平台。通过项目带动招商引资，引导国有企业、林场、宾馆、医院、养老机构等市场主体参与发展康养产业，延伸产业链条，打造"康养 + 农业""康养 + 旅游""康养 + 中药""康养 + 运动""康养 + 食品""互联网 + 康养"等多元化、多层次、全产业链的康养产业模式，促进产业联动，以市场为导向，促进康养产业高质量发展，实现跨行业、跨产业的集群化发展，打响"康养到贵州"品牌行动。

# 参考文献

[1] 李晓琴 . 生态康养旅游理论方法与实践 [M]. 成都：四川大学出版社，2022.

[2] 陈昕 . 康养旅游研究 [M]. 北京：社会科学文献出版社，2022.

[3] 张明莉 . 康养产业服务质量与供应链优化 [M]. 北京：经济科学出版社，2022.

[4] 何莽 . 中国康养产业发展报告・2021[M]. 北京：社会科学文献出版社，2022.

[5] 肖远平，柴立 . 贵州康养产业发展报告・2021[M]. 北京：中央民族大学出版社，2022.

[6] 何莽 . 中国康养产业发展报告・2018[M]. 北京：社会科学文献出版社，2019.

[7] 刘巧玲 . 健康养老 [M]. 北京：华龄出版社，2022.

[8] 韦艳，尚保卫 . 智慧健康养老产业高质量发展的现状与路径 [M]. 北京：中国经济出版社，2022.

[9] 赵晓鸿 . 康养休闲旅游基础 [M]. 北京：旅游教育出版社，2021.

[10] 沙莎 . 中医药康养旅游 [M]. 北京：旅游教育出版社，2021.

[11] 陈雄伟，陈楚民 . 森林康养规划设计 [M]. 北京：中国林业出版社，2021.

[12] 俞益武 . 生态康养概论 [M]. 北京：科学出版社，2021.

[13] 陈崇贤，夏宇 . 康复景观：疗愈花园设计 [M]. 南京：江苏凤凰

美术出版社，2021.

[14] 刘效壮．健康养老的宁波实践[M]. 杭州：浙江大学出版社，2021.

[15] 雷铭，薛欣，陈维．康养服务理论与实践[M]. 北京：旅游教育出版社，2020.

[16] 蒋秀碧．攀枝花市康养资源评价与开发研究[M]. 北京：中国纺织出版社有限公司，2020.

[17] 王春波，田明华，程宝栋．中国森林康养需求分析及需求导向的产业供给研究[M]. 北京：中国林业出版社，2020.

[18] 蒲波，杨启智，刘燕．康养旅游：实践探索与理论创新[M]. 成都：西南交通大学出版社，2019.

[19] 杨淇钧，任宣羽．康养环境与康养旅游研究[M]. 成都：四川大学出版社，2019.

[20] 郭金来．康养产业集群发展：宜都经验与实证研究[M]. 武汉：武汉大学出版社，2019.

[21] 李惠莹，谢晓红，于丽丽，等．中国康养产业商业模式与发展战略[M]. 北京：经济管理出版社，2019.

[22] 程芳．中国康养产业发展模式与案例研究[M]. 北京：中国财政经济出版社，2019.

[23] 陈青松，高晓峰，陈永禄，等．康养小镇[M]. 北京：企业管理出版社，2018.

[24] 蒋泓峰．森林康养[M]. 北京：中国林业出版社，2018.

[25] 李惠莹，于丽丽，等．中国中冶康养产业发展定位与盈利模式[M]. 北京：经济管理出版社，2018.

[26] 雷巍峨．森林康养概论[M]. 北京：中国林业出版社，2016.

[27] 李后强．生态康养论[M]. 成都：四川人民出版社，2015.

[28] 许伟，叶闽慎，李静萍，等．智能养老服务研究[M]. 武汉：湖北人民出版社，2020.

[29] 王建武．养老服务：创新与实践[M]. 济南：山东科学技术出版社，2019.

[30] 吕锡琛．中式雅生活与文化康养[M]. 长沙：中南大学出版社，2022.

[31] 邬沧萍．全面建成小康社会积极应对人口老龄化[M]. 北京：中

国人口出版社，2018.

[32] 房红 . 张旭辉 . 康养产业：概念界定与理论构建 [J]. 四川轻化工大学学报（社会科学版），2020（4）：1–20.

[33] 杨红英，杨舒然 . 融合与跨界：康养旅游产业赋能模式研究 [J]. 思想战线，2020（6）：158–168.

[34] 黄慧，一带一路背景下沿海康养旅游产业研究 [J]. 中南林业科技大学学报（社会科学版），2016（6）：77–80.

[35] 周永 . 康养产业融合的内在机理分析 [J]. 中国商论，2018（26）：160–161.

[36] 房红 . 攀枝花阳光康养产业发展模式与推进路径研究 [J]. 攀枝花学院学报，2023（3）：34–40.

[37] 任瑞玨，江岚 . 加快构建居家社区机构相协调 医养康养相结合的养老服务体系的思考 [J]. 贵州社会主义学院学报，2023（1）：75–85.

[38] 马先 . 新时代背景下文化康养旅游产业链的创新发展 [J]. 旅游纵览，2023（5）：167–169.

[39] 罗先菊 . 我国康养产业发展趋势探讨 [J]. 合作经济与科技，2023（2）：24–25.

[40] 徐婧 .《"十四五"贵州省老龄事业发展和养老服务体系规划》印发 [J]. 中医药管理杂志，2022（14）：9.

[41] 龚静，游婧，岳培宇 . 攀西地区阳光康养核心竞争力的评价指标体系研究 [J]. 攀枝花学院学报，2022（4）：1–13.

[42] 贵州省统计局，国家统计局贵州调查总队 . 贵州省 2021 年国民经济和社会发展统计公报 [N]. 贵州日报，2022–03–24（005）.

[43] 刘隽巧，俞志，蔡海涛 .AI 技术在智能养老社区模式中的应用研究 [J]. 科技与创新，2021（15）：74–75.

[44] 黄石松，伍小兰 ."十四五"时期我国健康老龄化优化路径思考 [J]. 建筑技艺，2020（10）：16–20.

[45] 睢党臣，刘星辰 . 人工智能居家养老的适用性问题探析 [J]. 西安财经大学学报，2020（3）：27–36.

[46] 万新颖 . 浅析我国康养产业发展的框架性问题 [J]. 中国市场，2019（16）：65–66.

[47] 程前昌 . 大健康产业的发展与优化——以贵州省为例 [J]. 西部经济管理论坛，2019（3）：12–18.

[48] 傅萍 . 浅谈康养旅居运营模式 [J]. 中外企业家，2019（12）：215.

[49] 游佳，闫治礼，鲍芳琳，等 . 文化旅游综合体总承包方设计管理案例分析 [J]. 建筑科技，2018（6）：102–104.

[50] 刘煜洲，杨晓菊 . 康养小镇 "康养 +" 发展模式探析 [J]. 建筑科技，2018（6）：105–107.

[51] 孙源源，王玉芬，施萍，等 . "一带一路" 背景下江苏中医药健康旅游的创新发展策略 [J]. 世界科学技术—中医药现代化，2018（5）：769–774.

[52] 龚梦柯，吴建平，南海龙 . 森林环境对人体健康影响的实证研究 [J]. 北京林业大学学报（社会科学版），2017（4）：44–51.

[53] 陈建波，明庆忠，娄思远，等 . 山地城市健康旅游资源及开发策略研究——以重庆市主城区为例 [J]. 西南师范大学学报（自然科学版），2016（10）：75–80.

[54] 吴良镛 . 人居环境科学导论 [M]. 北京：中国建筑工业出版社，2001.